服用危険

飲むと寿命が縮む薬・サプリ

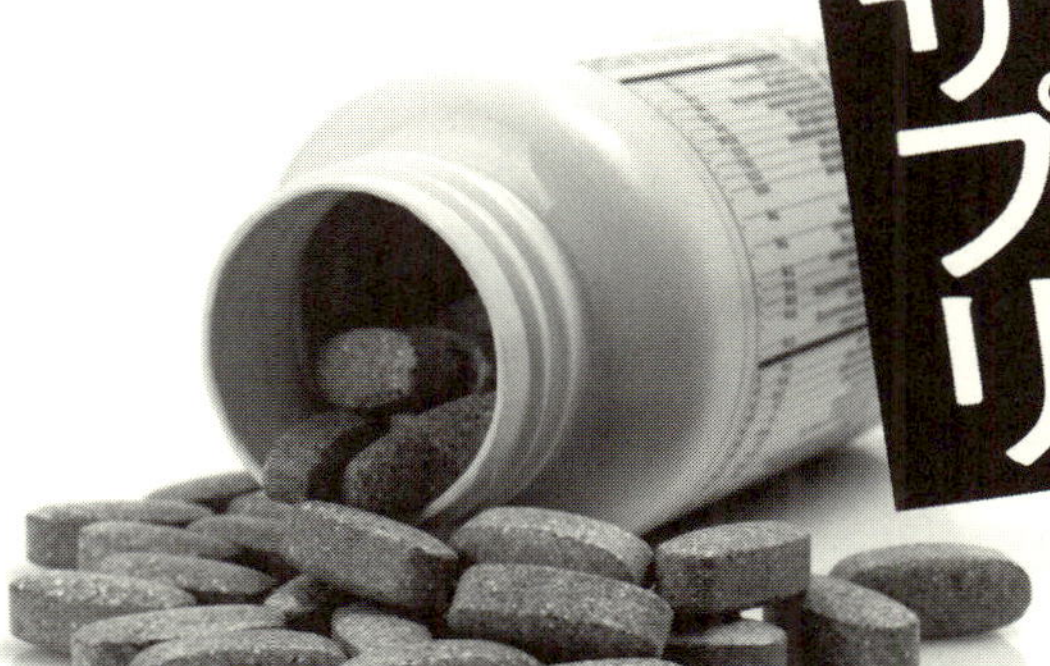

TETSUJINSYA

まえがき

あなたはダマされています。

こう言われて喜ぶ人はいないでしょう。誰でも自分の選択は正しいと信じたいものです。

しかし、こと「**健康**」に関しては、どれだけ**冷静な人でもついダマされてしまう**のが現実です。謎の不調や苦痛に襲われれば、思わず手近なサプリや薬を試したくなるのは自然でしょう。

なかでも**被害に遭いやすいのが中高年と高齢者**です。

息切れ、めまい、もの忘れ、疲労感……。多くの人は40代を過ぎたころから体に異変を感じ、健康商品への出費が増え、そこに狙いをつけたメーカーが様々な不調に対応した商品を宣伝していきます。

しかし、実はその悩みの原因が、あなたが飲んでいる薬やサプリ、または実践している健康法のせいだったらどうでしょう？　不調を治すためにやっていることが、実は**すべて裏目に出ている**としたら？

残念ながら、現代ではその可能性が否定できません。優秀な科学者たちの研究により、**有名な薬、サプリ、健康法でも深刻な副作用が少なくないことがわかってきた**からです。

かくいう私も、**かつては何度もダマされていました**。実は20代の前半まで、サプリと薬に頼りきった生活を送っていたのです。

朝起きたらカフェインとマルチビタミンを飲み、日中には当時流行っていたフィッシュオイルやベータカロチンを胃の中へ。さらに、その頃はアレルギー性鼻炎と偏頭痛に悩まされていたため、鼻炎薬と痛み止めの大量摂取のせいで、いつも頭がボーっとしていました。

さすがに危機感を抱いた私は、無闇にサプリや薬に頼るのではなく、科学にもとづいた専門の論文を読み漁り、信頼できる情報と信頼できない情報をより分ける作業をスタート。地味な作業を十数年にわたって続けました。

その結果わかったポイントは3つです。

・有名な薬、サプリ、健康法にも**副作用は多い**
・**9割9分**のサプリや健康食品は効果がない
・「真の健康」に必要なことはほぼ**科学的にわかっている**

そこで本書は、科学的に信頼性が高い情報をもとに、注意して使うべき薬、飲んではいけないサプリ、実践すると逆効果な健康法、意味がない健康商品についてまとめました。

さらに最終章では、「何をすれば本当に健康になれるのかがわからない」という中高年や高齢者の方に向けて、科学的なガイドラインを紹介しています。日々の暮らしに役立てていただければ、望外の喜びです。

『服用危険　飲むと寿命が縮む薬・サプリ』もくじ

まえがき…2

第1章　薬とサプリの残酷すぎる3つの真実

3つの残酷な真実とは？…10
■残酷な真実1　医者でも薬とサプリの本当の害はわかっていない…12
■残酷な真実2　そもそも薬やサプリには思ったほどの効果がない…17
■残酷な真実3　ヒトの体は、どんどん副作用が出やすくなっていく…26

第2章　飲むと体を壊す7つのサプリ

こんなサプリが体を壊す……36
■マルチビタミン……38　■ビタミンC……45　■カルシウム……52
■ビタミンA　■ベータカロチン……56　■フィッシュオイル……59
■ビタミンE……64　■ビタミンB群……67

第3章　あなたの寿命を縮める9つの薬

危険な薬を見分けるには？……72
■寿命を縮める9タイプの薬……74
■「服用危険」な薬リスト……85
■危険な薬の正しい減らし方は？……93
■「危険な薬」を正しく減らすためのフローチャート……94

第4章　決して信じてはいけない6つの健康法

この健康法が危ない！……96

■糖質制限食……98
■ベジタリアン／マクロビオティック……110
■腰痛治療（の一部）……118
■ココナッツオイル……125
■グルテンフリー食……130
■癌の代替療法……140

第5章　金を出すと損をする13の健康商品

健康商品はムダだらけ……146

■マウスウォッシュ……148
■サラダ油……151
■もの忘れの薬……154
■甘酒……157
■ローヤルゼリー……160
■青汁……163
■ヒアルロン酸……166
■セサミン……168
■プラセンタ……171

■栄養ドリンク…174
■イチョウ葉エキス…179
■グルコサミン／コンドロイチン…183
■磁気治療…186

第6章　結局、私たちは何をすればいいのか？

本当に必要なのは3つだけ…190
■やるべきこと1　良い友人を作る…192
■やるべきこと2　カロリーの「質」にこだわる…201
■やるべきこと3　歩く！ 歩く！ 歩く！…209

参照…222

第1章

薬とサプリの残酷すぎる3つの真実

3つの残酷な真実とは？

まえがきでは、薬やサプリに関する健康被害が増えてきた事例をご説明しました。

第1章では、まず、いま市場で販売されている薬とサプリにまつわる誤解を解きつつ、自分の身を守る方法をご紹介していきます。

まず知っておいていただきたいのは、次の3つの残酷な真実です。

真実1：医者でも薬とサプリの本当の害はわかっていない

年を取るほど薬とサプリの安全を確かめたデータは少なくなる。

真実2：そもそも薬やサプリには思ったほどの効果がない

データでは、世間が言うほど薬とサプリの効果は出ていません。

真実3：ヒトの体は、どんどん薬の副作用が出やすくなっていく

年を取るほど、私たちの体は薬に弱くなっていきます。

最初にこれらの真実を押さえておかないと、もしあなたが治療を受けることになったときに、ムダな薬やサプリを飲んだせいで、**逆に寿命を縮めてしまう事態**も起こりえます。

中高年になれば、誰もがひとつやふたつは体に不調が出るものですが、それが薬やサプリのせいだったらシャレになりません。現代の環境で本当に健康に暮らすためには、自分で自分の身を守る態度が必要です。本書を使って、ぜひ正しい知識を身につけていただければと思います。

残酷な真実1

医者でも薬とサプリの本当の害はわかっていない

薬やサプリに関する誤解のなかでもっとも多いのは、「医者は薬の副作用についてよく理解している」というものです。厳しい国家試験をパスしてきたのだから、すべての薬のメリット・デメリットを把握していると思うのが自然でしょう。

しかし実際は違います。どんなに有能な医者だろうが、**「その薬はどこまで中高年や高齢者に安全なのか?」を正しくわかっている人はいない**のです。

決して医者を批判したいのではありません。本当の問題は、そもそも「中高年や高齢者にとって薬が本当に安全なのか?」という問題について調べた試験が非常に少ないところにあります。

■医薬品の安全テストは高齢者を除外している

２０１１年、米食品医薬品局（食や医薬品の安全を守るアメリカの政府機関）の研究チームが、過去の数十年で行われた医薬品テストを徹底的に調べたうえで、こんな見解を発表しました。（１）

「多くの人は、年を取るほど病気にかかる確率が増え、医薬品を使う量が多くなっていく。しかし、医薬品の安全テストでは、**しばしば中高年や高齢者が調査の対象として除外されている**。もっとも医薬品が必要なユーザーは高齢者であるにも関わらず、だ。

若者を対象にしたテストの結果を中高年に当てはめても、正しい危険性は判断できない。さらに、高齢者の多くは薬を飲む回数も増えるため、若者では安全だった使用量が通用しない可能性もある」

現在、医薬品の安全テストは、試験中のトラブルを減らす名目で、できるだけ年齢が上の人間を除いた状態で行われています。そのため、**本当に薬を必要とする高齢者への危険性がハッキリとわからない**、というわけです。

年を取ると一度に服用する薬の量も増えるため、その危険性は、まったくの未知数になってしまうでしょう。

■ サプリや健康食品はさらに安全テストが甘い

さらに、これが「サプリ」や「健康食品」だと事態はよりひどくなります。

というのも、サプリと健康食品には法律的な定義がないため、医薬品ほど厳密なテストは行われません。そのため、宣伝どおりのメリットがあるかどうかといったレベルではなく、**パッケージの表示と同じ量の成分が入っていないケースすら珍しくない**のです（2）。

事実、近年ではサプリや健康食品の被害をよく聞くようになりました。

もっとも被害が多いのはダイエット系のサプリで、エフェドラやシブトラミンといった成分が心臓や肝臓に負担をかけ、少しずつ寿命を縮めていく事例が報告されています。かつては日本でも外国産の商品で死亡者が出たほどで、大きな社会問題になりました。

幸い日本ではここまで劣悪な商品は少ないものの、なんの根拠もない商品を「痛みが消える」や「疲れが取れる」として高額で売りさばく業者は今も多く、注意が必要です。

もっとも、いかにデータが少ないからといって、いままで服用してきた薬を急に止めるわけにもいきません。いったん慣れた薬を止めてしまうのも、それはそれで体に負担がかかるからです。

いたずらに薬に頼るのではなく、かといって薬を嫌うのでもなく、いまの知識でうまくつき合う方法を考えていくしかありません。

くり返しになりますが、これは医者への批判ではありません。

ただ、現時点ではデータが少なすぎるため、中高年や高齢者が長期的に薬とサプリを飲み続けたときの害についてハッキリしたことが言える人は、この地球上に一人もいない点を強調したいのです。

そう考えれば、いまのテレビや雑誌が、特定の健康食品やサプリメントをことさらに持ち上げることが多い一方で、やたらと医療不信を煽り立てるケースも増えてきたのは当然の流れでしょう。要するに、**みんな「よくわかっていない」**のですから。

残酷な真実2

そもそも薬やサプリには思ったほどの効果がない

薬やサプリにまつわる誤解の2つめは、「薬やサプリを飲めば健康になれる」というものです。多くの人は、医者に指示された薬を疑問を持たずに飲み、テレビや雑誌で見かけたサプリや健康食品を、なんとなく口にしているかもしれません。

しかし、実際のところ、薬やサプリにはどれだけの実力があるのでしょうか？

実は、薬の効果に関しては、**信頼がおける判断材料**が存在します。「NNT（治療必要数）」です。

これは、簡単に言えば「ひとりが病気にならないためには、その治療を何人が受ければいいのか？」を示したものです。正式な手順で行われた実験のデータをもとに、いろいろな薬、治療法、ワクチンなどが、どこまで有効なのかを具体的に算出しています。

例えば、Aという薬の「ＮＮＴが１／30」という数字が出た場合、薬Aは30人の患者が服用しても１人にしか効果が出ません。一方でBという薬の「ＮＮＴが１／５」だった場合は、５人の服用で１人に効果が現れるため、この例ではBを飲むほうが正しいと判断できます。

■定番の治療薬でも意外なほど実力がない

それでは、一例として「ベータブロッカー」という定番の薬を見てみましょう。この薬には心臓の働きを抑えて血圧を下げる働きがあり、高血圧の治療によく使われます。

ところが、いざＮＮＴで「ベータブロッカーが心臓発作に効くか？」を調べてみると、衝撃の事実があきらかになります。なんと、ベータブロッカーを飲んでも誰も心臓発作を免れることはできず、それどころか91人に１人は心臓の機能が低下してしまうというのです（３）。これなら、**まったく飲まないほうがマシ**でしょう。

もうひとつ、「スタチン」の数字も見てみましょう。こちらは血液中のコレステロールを下げる薬で、心疾患のリスクを下げるためによく使われます。

しかし、その効果をＮＮＴで調べると、これまたパッとしません。具体的には、心臓病にかかったことがない人が5年間にわたってスタチンを飲んだ場合、次のような効果になります（４）。

- １０４人に１人は心臓発作にならずにすむ
- しかし、心臓病の死亡リスクは減らせない

・50人に1人は糖尿病が進行する

スタチンほど定番の薬でもこの程度の効果しかなく、しかも糖尿病の悪化リスクまであるわけです。実際、こういった最新のデータをチェックした医師のなかには、過去に心臓病にかかった経験を持つ人などを除いては、スタチンを処方しないケースも増えています。

もちろん、NNTの実力は薬によって異なります。しかし、くわしくNNTを見てみると、優秀な薬でも30〜50人に1人しか効かないレベルのものが多く、一般的な薬のイメージとは差が見られます。

それでも今の薬を使い続けるかどうかは主治医と相談するしかありませんが、基本的には**何も飲まない状態がベストなのは間違いありません**。少しずつ薬を減らしていく方法については、71ページの「あなたの寿命を縮める9つの薬」でご紹介します。

■トクホの審査がまったく当てにならない理由とは？

薬よりもたちが悪いのが、サプリや健康食品です。

処方薬ならＮＮＴのおかげで実力を判断しやすいのですが、サプリと健康食品には、そのような国際的な基準がありません。

そもそも薬と違ってサプリにはまともな実験データが少ないため、大半の商品は、ＮＮＴのように大きな結論を出すのが不可能なのです。

そう言うと、「トクホはどうなの？」と思われる方もいるかもしれません。

ご存じのとおり、トクホ（特定保健用食品）とは、それぞれの製品ごとに有効性や安全性について審査を受け、ちゃんと国から許可を受けた商品のこと。いわば国からお墨付きを得たわけですから、効果があると思うでしょう。

しかし、**トクホの審査は当てになりません**。いくらトクホの許可を受けようが、望むような効果はほぼ得られないからです。

一例として、サントリーが発売した「ボス グリーン」というコーヒー飲料を見てみましょう。食物繊維の「コーヒーオリゴ糖」を配合した商品で、食事から摂った脂肪の吸収をブロックしてくれるトクホ飲料です。

メーカーの宣伝によれば、1日1本の「ボス グリーン」を16週間ほど飲み続けると、おなかの脂肪面積が20・8cm^2も減ると言います（5）。これは、肥満の男女46人を対象にした実験で確認された事実で、専門の科学誌にも掲載された正式なデータです（6）。

が、実際のところ、「脂肪面積が20・8cm^2減る」というのは、どのような状態を意味するのでしょう？　数字だけを見ると、なんとなく凄い効果がありそうに思えてしまいますが、本当にダイエットに役立つだけの実力があるのでしょうか？

答えはＮＯです。実は、このデータを実際におなかの厚みに換算すると、例えばウエスト85センチの人の場合は、腹部の半径がほんの２ミリだけ減る効果しか得られません。**これでダイエット効果を実感できる人は少ない**でしょう。しかも、２ミリの効果のために16週間にわたって毎日コーヒーを飲まねばならないのも大変です。


この程度の効果にも関わらず、トクホのお墨付きが出たのはなぜでしょうか？　その理由は簡単で、トクホの審査は、**「消費者が効果を実感できるかどうか？」で商品を判断しているわけではない**からです。

審査をパスするために必要なのは、あくまで統計的にハッキリした差が出たかどうか。その差が、私たちが効果を実感できないレベルだったとしても、トクホとして販売することができてしまいます。トクホのラベルが当てにならないのは、そのためです。

■別の実験ではまったく違う結果も出ている

もうひとつ問題なのが、参加者がたった46人の実験ひとつで、あたかも凄いダイエット効果があるように宣伝している点です。

通常、科学の世界では、サントリーが行ったような実験を十数件ほどピックアップし、そのうえでそれぞれのデータの信頼性を精査してから、ようやく「コーヒーオリゴ糖には体脂肪を減らす（かもしれない）」との判断を下します（それでもハッキリした結論が出ないケースもよくあります）。

つまり、トクホ審査のように、たったひとつの実験で結論を下すのは無意味の極み。もっと多くのデータを集めて比べない限り、本当は何も言えないはずなのです。

実際、海外の研究者が行った研究では、コーヒーオリゴ糖に関して、まったく違う結果も出ています。２０１２年にアメリカで行われた実験では、肥満ぎみの男女60人にコーヒーオリゴ糖を12週間にわたって飲ませたところ、なんと**女性には何のダイエット効果も見られませんでした**（7）。

サントリーの実験と食い違いが起きた理由はわかりませんが、科学の世界では異なる結果が出るケースは珍しくありません。このようなデータをいくつも調べながら、ジワジワと正しい結論に近づいていくしか、本当に効果がある成分は探し出せないのです。

そのため、本書でサプリや健康食品のメリットを紹介するときは、「まだ科学的に結着がついていません」や「信頼度が低いデータにもとづいている」といった表現が何度も出てきます。

この言葉を聞いてガッカリする方もいるかもしれませんが、逆に言えば多くのメーカーは、その程度の証拠をもとに商品を開発し、さらには効能を宣伝していることになります。

残酷な真実3

ヒトの体は、どんどん副作用が出やすくなっていく

年を取れば誰の体にも変化が現れるものです。筋肉は減り、目は見えづらくなり、肌にはシワも増えていきます。

そこで意外と見過ごされがちなのが、**年を取るごとに薬やサプリの効果が変わっていく現象**でしょう。若い頃とは体の働きが違うため、必要以上に効果が出すぎてしまったり、**逆に大きな副作用に襲われてしまう**のです。

その理由はいくつもありますが、なかでも大きいのは次の3つです。

1・代謝が落ちる
2・体内の水分量が減る
3・肝臓と腎臓の機能が落ちる

第一に、年を取ると、どうしても体の代謝能力が落ちてしまう点です。そのせいで、体内から薬の成分が取り除かれるまでに、昔よりも時間がかかってしまいます。

結果、若い頃よりも体内に薬の成分が残り続け、そのぶんだけ副作用も出やすくなるわけです。ある意味では「薬が効きやすくなった」とも言えるのですが、やはり副作用のほうを重視すべきでしょう。

第二に、年を取ると筋肉が減り、体内の水分量が減ってしまうのも大事なポイント。もともと筋肉には大量の水分を保持する働きがあるからです。

こうなると、水に溶けやすいように作られた薬は、うまく処理されなくなくなってしまい、やはり若い頃よりも体内に長くとどまり続けます。その結果、大きな副作用を引き起こすのです。

第三に、年を取ると、どうしても肝臓と腎臓の機能が落ちていきます。ご存じのとおり、肝臓と腎臓は、体内に入ってきた有害な物質を処理してくれる化学プラントのような大事な臓器です。この2つの器官がうまく薬の成分を体の外に出してくれるおかげで、私たちは薬の副作用に見舞われずに済んでいます。

ところが、肝臓と腎臓の働きが弱まると、処理されない薬はしばらく血液にとどまり続けます。結果として、若い頃よりも副作用が出やすくなってしまうわけです。

加齢にともなう体の変化は避けられないため、この問題を解決する方法はありません。私たちにできるのは、**正しい情報をもとに、うまく薬やサプリとつき合っていくことだけ**です。

■薬とサプリのデータには信頼度のランキングがある

しかし、いくら中高年や高齢者に関する副作用のデータが少ないといっても、急にすべての薬の服用を止めるわけにもいかないでしょう。

いま処方されている薬は、あくまで医者が「必要なものだ」と判断したものでしょうし、**患者の勝手な判断ほど危険な行為はありません。**それでは、私たちができることは何もないのでしょうか？

幸いにも、まだ打つ手はあります。科学の世界では、それぞれのデータの「信頼性」について、ハッキリしたランキングがついているからです。

具体的には、まずもっとも信頼できるのが「メタ分析」です。これは、先にあげた「ボス　グリーン」で説明したような、「たくさんの実験データを集めて大きな結論を出す」手法のこと。たくさんのデータをもとに効果を判定するため、自然と正確性が高い結論が出ることになります。本書で「信頼性がある」や「精度が高い」といった表現を使っている場合は、このメタ分析のデータを指すケースがほとんどです。

次に大事なのが「RCT」です。ざっくり言うと、薬やサプリの効果を調べるために、「薬を飲むグループ」と「ニセの薬を飲むグループ」の2つを用意する手法のことで、科学実験では定番中の定番。「ボス グリーン」の実験にも、この方法が使われています。

しかし、科学の実験は結果が食い違うことが多いため、ひとつのデータだけでは信頼できないのは先にも述べたとおり。本書でも、ひとつのデータしか示さないときには注意書きを入れています。

ちなみに、この手のデータは、**少しの差が出ただけでも「ダイエット効果が**

確認された！」などと主張できるため、消費者をダマす材料としてよく使われます。くれぐれもご注意ください。

■一般人の日常生活を観察する方法も

もうひとつ、「観察研究」という手法も押さえておきましょう。これは、「ボスグリーン」のように研究室で実験するのではなく、一般人の日常生活を観察する方法です。

例えば、「野菜は体にいいのか？」という疑問の答えを知りたいときは、「日常的に野菜を食べる人」と「普段はまったく食べない人」の2種類を選び、そのうえで全員を数年にわたって追跡調査します。そこで「野菜を食べている人ほど死亡率が低い」という結果が出れば、野菜は体にいいだろうと予想できるわけです。

ただし、この方法は実験室で厳密に研究ができないため、どうしてもデータの信頼度は劣ります。

いくら「野菜を食べる人のほうが健康だ」との結果が出たとしても、もし「野菜を食べる人は運動の量も多い」傾向があったら、実際には、なんのおかげで寿命が延びたのかがわからないからです。

■もっとも信頼できないのは専門家の意見

以上がデータの信頼性を見分ける基本ですが、それでは科学の世界で「信頼してはいけない」と言われるのは何だと思われるでしょうか？

その答えは、「専門家の意見」です。

よくテレビや雑誌で、白衣を着た医者が「○○が効く」や「○○で痩せる」などと紹介していますが、前述のような**データにもとづいていない限り**科学的な信頼度はゼロです。いかにも権威がありそうな見た目をしていようが、どれだけ立派な肩書きを持っていようが、**素人の体験談と同じ程度の価値**しか持ちません。

もちろん、**これは本書の内容にも当てはまります**。この本の中に明確な根拠のない説明があれば、私がどれだけ自信満々に解説していたとしても信じるには値しません。こちらも十分に注意してください。

おさらいすると、科学的なデータの信頼度は次のように変わります。

1番手・　メタ分析（たくさんの実験をまとめたもの）
2番手・　RCT（客観性が高い試験方法）
3番手・　観察研究（一般人の暮らしを観察するもの）
ビリ・　専門家の意見

もっとも、これらの知識をすぐに現実に活かすのは簡単ではありませんが、「科学的な証拠にはランキングがある」という事実を頭の隅に置くだけでも、テレビの健康番組を見た際に、**「この人の意見には、どれだけの根拠があるのだろう?」**と疑う視点が育ちます。

それこそが、薬、サプリ、健康食品と正しくつき合うための重要な第一歩になるでしょう。

第2章

飲むと体を壊す7つのサプリ

こんなサプリが体を壊す

日本は、世界でも有数のサプリ大国です。内閣府の調査によれば、国内におけるサプリの市場規模は1兆4千億円にものぼり、これに健康食品をくわえると、潜在的な市場規模は3兆円を超えます（1）。

特に近年では中高年のサプリ利用が増えており、50〜70代が年間にサプリや健康食品に使う金額は平均で6万円超。サプリへの興味は年々高まりつつあるようです。

しかし、第1章でもお伝えしたとおり、現在のサプリや健康食品には大きな問題が2つあります。

問題1：医薬品よりも規制が格段に甘い
＝効果がない商品が高額で出まわりやすい。
問題2：医薬品よりも研究データが少ない
＝長期的な危険性については誰も断言できない。

その結果、多くの人は、なんの効果もないどころか、**長い目で見れば寿命が縮む可能性すらある健康食品を、ムダに高い値段で買わされる**ハメになっています。

このような事態を防ぐためには、いまの時点で「わかっていること」と「わかっていないこと」を、科学的な証拠にもとづいて、なんとか選り分けていくしかありません。

本章では、信頼できるデータをもとに、体に害がある可能性を持つサプリを見ていきます。もしいま使っている商品があれば、利用を考え直してみてください。

危険なサプリ1

マルチビタミン

■マルチビタミンには効果がなく癌の危険性も

マルチビタミンのサプリを飲んでいる方は多いでしょう。必須のビタミンやミネラルをまとめて摂れる便利なアイテムです。

しかし、**マルチビタミンはおすすめできません**。これまでの研究によれば、マルチビタミンには目立ったメリットが確認されておらず、**人体に害があるという結論も少なくない**からです。

まずは、「マルチビタミンには意味があるのか?」というポイントから見てみましょう。

現時点でもっとも信頼度が高いのは、アメリカのジョンズ・ホプキンス大学が２００６年に行った研究です（２）。これは、マルチビタミンに関する過去のデータ20件をまとめて大きな結論を出したもので、数ある研究のなかでも精度はピカイチと言えます。

まずは論文の結論を引用しましょう。

「現時点では、マルチビタミンやミネラルのサプリメントが、**慢性病や癌の予防になると信じるに足る証拠はない**」

この研究は、心疾患、癌、老化にともなう筋肉の減少、高血圧などに対して、マルチビタミンが効果を持つのかを調べています。一部のデータでは、栄養状態が悪い中国の田舎などでは「マルチビタミンが病気の予防に効いた」との報告も出ていますが、全体的にみれば**サプリが健康の改善や病気の予防に役立つ可能性はとても低い**ようです。

たんに効果がないだけならいいですが、近年では「**マルチビタミンで癌にな**

るのでは？」といった可能性も指摘されています。

たとえば、２０１１年に東フィンランド大学から出た論文では、約3万8千人の高齢者を調べたデータを使って、普段のビタミン使用量と死亡率をチェックしました（3）。その結果は、次のようなものです。

「高齢の女性において、ビタミンやミネラルの一般的な使用は**総死亡リスクの上昇**と関係があった」

60才以上の女性が毎日のようにマルチビタミンを飲み続けた場合、**心疾患や癌などの病気で死ぬ確率が上がった**というのです。

さらにアメリカ癌協会が行った研究でも、怖い結果が出ています（4）。これは約48万人の男性を調べたもので、マルチビタミンの影響を18年にわたってチェックした長期研究です。

こちらの結論は、「**定期的にマルチビタミンを飲む男性は前立腺癌にかかる確率が上がる**」というもの。なんとも悩ましいデータです。

マルチビタミンで悪影響が出る理由については、まだ研究者の間でも統一した見解がありません。一説には「余分な栄養の摂りすぎで体に害が出るのでは?」や「抗酸化物質が変化して細胞に傷をつけているのでは?」とも言われますが、真相を知るためには、さらなる検証が必要でしょう。

また、現時点では、必ずしもマルチビタミンが悪だと決まったわけでもないので、そこも注意が必要です。実際、ここで取り上げたデータを見ると、いずれも相対危険度は大した数字ではありません。簡単に言えば、「**もし害があったとしても、そこまで怖がらなくてもいいレベル**」です。

同様に、2011年に行われた別のメタ分析でも、「マルチビタミンで前立腺癌が増加するとの証拠はなかった」との結果も得られており、まだ評価は完全に定まっていません(5)。

つまり、いま言えることは2つだけです。

1：マルチビタミンはかなりの確率で意味がない
2：マルチビタミンで人体に害が出る可能性も否定できない

念のためにご説明しておくと、**マルチビタミンで健康レベルが改善したとのデータも存在**します。が、その多くは、満足に食事ができない高齢者などを対象にしており、やはり全体的に見れば、**一般的の健康維持には役立たないと見てよい**でしょう。

そう考えると、特にメリットが見込めないうえに、死亡リスクを上げるかもしれない商品をわざわざ購入する理由はありません。

以上のデータをふまえたうえで、フレッド・ハッチンソン癌研究センターのマリアン・ニューハウザー博士は、こう提案しています。

「マルチビタミンは月に3000円ぐらいのコストがかかります。**そのお金を**

新鮮な野菜に使ったらどうでしょう?」

普段から野菜やフルーツを食べていれば、必要な栄養は摂れます。そのほうが、効くかどうかも怪しいマルチビタミンを飲むよりは、よほど良い投資になるはずです。

■マルチビタミンは目にも悪い?

もうひとつ、マルチビタミンの害として見逃せないのが、「目」へのダメージです。

2017年、コクラン共同計画が「**サプリは本当に目に効くのか?**」という問題を調べました(6)。コクラン共同計画とは、イギリスの国民保健サービスが作った「**科学にもとづく医療政策**」を進めるためのプロジェクトで、もっとも信頼がおける情報ソースのひとつと言えます。

この研究では、「抗酸化サプリと目の老化」に関する約7万6千人分のデータを精査しています。多くの研究をまとめているため、信頼性も非常に高い論文です。

そこで出た結論は、衝撃的なものでした。どんな抗酸化サプリを飲んでも目の老化には効果がなく、それどころか、**マルチビタミンを使うと加齢黄斑変性のリスクが21%も上がってしまう**のです。

加齢黄斑変性は、年を取ったせいで網膜の中心部である黄斑に異変が起き、目が見えにくくなってしまう病気で、ほうっておけば失明の可能性もある恐ろしい症状です。その確率がマルチビタミンで悪化するというのだから、まさに驚きでしょう。

いまのところ、マルチビタミンで加齢黄斑変性のリスクが高まる理由はよくわかっていません。しかし、いくつかの観察研究では、「**食事から**」抗酸化物質をたくさん摂った場合には、逆に加齢黄斑変性になりにくくなるという傾向が出ています（6）。

どうやら、野菜やフルーツから抗酸化成分を摂れば問題はなさそうです。抗酸化物質は、サプリではなく食事から摂るようにしましょう。

危険なサプリ2

ビタミンC

■ビタミンCにはたいした効能がない

ビタミンCは、日本でもっとも売れているサプリのひとつ。「風邪の予防に効く」や「美肌に良い」と言われ、様々な効能が宣伝されています。

特にここ数年は、ビタミンCの大量摂取（1日5～10g）がアンチエイジングになるといった主張も増加。いまも健康サプリの定番として売り上げを伸ばし続けています。

が、信頼性の高いデータを見る限り、**ビタミンCの効果はほとんど期待できません**。

例えば、2005年に発表された論文では、1940年代から2004年までのビタミンC研究をすべて調査したうえで、かなり精度が高い結論を出しています（7）。この研究が導き出したポイントは2つです。

1：一般人がビタミンCをいくら飲んでも風邪は予防できない
2：アスリートならビタミンCは風邪の予防に使える

つまり、ビタミンCのメリットがあるのは、普段から肉体を酷使するアスリートだけ。そこまで運動をしない一般人が、わざわざ飲むほどの意味はなさそうです。

続いて、「ビタミンCで老化は予防できるのか？」という問題を見てみましょう。実は、この疑問に関しては、まだ科学界でも統一した見方はありません。いまのところ実験によって結果がバラバラなため、**「よくわからない」としか言いようがない**からです。

一例としては、386人の男女に1日1gのビタミンCを2カ月飲んでもらった実験では、CRP（体内の老化を示す数値）が減少したのに対し、941人の男女がビタミンCを12週間ほど飲んだ実験では特に何の変化も見られなかったそうです（8, 9）。この状態で判断を下すのはまだ無理だと言えるでしょう。

■ビタミンCで白内障にかかる確率が2倍に？

目立った効果が認められていない一方で、近年では「**ビタミンCサプリは目に悪いのでは？**」といった疑惑が出ています。

2013年にスウェーデンで行われた研究では、約5万5千人の男女を対象に、ビタミンCサプリの影響を8年にわたって追跡しました（10）。すると、サプリを飲まないグループにくらべて、ビタミンCを定期的に摂る人は**白内障にかかるリスクが1・36〜1・38倍になっていた**のです。

この危険性は高齢者ほど高く、65歳以上の場合は数字が1・96倍にはね上がります。平均のビタミンC摂取量は1日1gほどで、さほどの量でもありません。それにも関わらず、白内障のリスクが上がるというから驚きです。

このような害がある理由は不明ですが、現時点で有力なのは「**ビタミンCが有害な物質に変わるからではないか？**」という説。ビタミンCは高い抗酸化性能を持った物質ですが、その際に、自分自身がフリーラジカル（有害性の高い物質）に変わってしまうのです。

これは昔から化学の世界では有名な話で、食品化学者のウィリアム・ポーターは１９９３年にこう書いています（11）。

「ビタミンCは、２つの顔を持ったヤーヌスやジキル博士とハイド氏のようなものだ。抗酸化物質としては、矛盾を抱えた存在なのだ」

本来は体に良いはずのビタミンCが**悪玉化して細胞を攻撃する**可能性もある、というわけです。

もちろん、ビタミンCと白内障の関係は、まだそこまで確立された説ではありません。しかし、ビタミンCのダークサイドを示す一例として、心に留めておいて損はないでしょう。

■ビタミンCサプリで虫歯になる可能性が大

ビタミンCサプリのデメリットとしては、もうひとつ「虫歯になりやすい」という問題があります。

その事実を示したのが、2012年に中国の大学が発表した研究です(12)。過去に行われた大量の研究から「虫歯を引き起こす食品」について調べたデータを精査し、**歯をボロボロにしやすい原因**をチェックしました。

その結果は、**「砂糖が入ったソフトドリンクとビタミンCは虫歯を起こしやすい」**というものです。一方で「牛乳とヨーグルト」には、歯のエナメル質を守る効果が確認されました。

この研究はデータとしての精度も高く、先に紹介した「ビタミンCで白内障になる」という論文よりも信頼度は上です。とりあえず、**ビタミンCの虫歯リスクが高いのは間違いありません。**

その理由は単純で、ビタミンCが「アスコルビン酸」という酸の一種だからです。通常、歯のエナメル質はｐＨレベルが5・5以下になったあたりから溶け出しますが、ビタミンCはｐＨレベルが2・3前後。だいたい５００mgのビタミンCを口に入れると、その後25分はｐＨレベルが下がりっぱなしになり、歯がダメージを受けやすくなってしまいます。もし**サプリでビタミンCを飲んだ場合は、最低でも1時間は歯磨きを控えましょう。**

以上の話をまとめると、まずビタミンCのサプリには目立った効果がなく、しかも白内障や虫歯のリスクがあります。白内障リスクについてはまだハッキリしませんが、いずれにせよビタミンCは、野菜やフルーツから摂れば十分でしょう。

危険なサプリ3

カルシウム

■カルシウムサプリには何の効果もない

強い骨を作るミネラルとして有名なカルシウム。多くの人は加齢にともなって骨折の確率が増えるため、カルシウムのサプリを愛用する中高年も少なくないようです。

しかし、**カルシウムも買ってはいけないサプリのひとつ**です。

その理由のひとつは、宣伝どおりの効果が得られないところにあります。多くのメーカーは「骨が強くなる」や「骨粗しょう症を予防」といった効果を宣伝しますが、近ごろは、この主張が大きく崩れ始めているからです。

典型的なのは、アメリカのノースカロライナ大学が行った調査でしょう(13)。アメリカ政府が行った健康調査のデータを使い、「50〜70代の男女が大量のカルシウムを摂り続けたらどうなるか?」を調べたものです。

分析の結果は、「**1日の必要摂取量より多くカルシウムを取っても健康には影響がない**」というもの。1日に400mg〜2000mgという大量のカルシウムを摂っても、骨密度にはまったく違いが出ませんでした。

それどころか、70代以上が大量のカルシウムを飲んだ場合は、**逆に骨密度が低下する傾向もあった**とか。その原因はハッキリしないものの、やはり過ぎたるは及ばざるがごとしのようです。

■カルシウムは心臓にも良くない

カルシウムサプリのさらに大きな問題は、**「心臓に悪い」というデータが多い**ところです。日常的に大量のカルシウムを摂り続けると、あなたの血管や心臓には大きなダメージが出てしまいます。

その証拠に、２０１０年に行われた大規模な研究を見てみましょう（14）。これは50~70代の男女1万2千人分のデータをまとめ、カルシウムのサプリで長期的にどんな影響が出るかを徹底的に調べたもので、次のような結果が得られました。

- **カルシウムのサプリは、心筋梗塞のリスクを31%も悪化させる**

この研究では、1日に406mg～1240mgのカルシウム摂取が対象になっています。明確な危険レベルはわかりませんが、**1日に400mg以上のカルシウムを飲んでいる方は要注意**です。

こういった現象が起きるのは、私たちの体は、**大量のカルシウムをすぐに処理できない**からです。サプリで一気に400mgも飲むと、あまったカルシウムが血液中にこびりついて石灰化。少しずつ血管がカチカチに固まり、心臓に負担をかけていきます。

ただし、面白いことに、この問題は**「食事から」カルシウムを摂った場合には発生しません**。約2万4千人の中高年を11年にわたって追跡調査した研究では、カルシウムのサプリを定期的に飲む人は心筋梗塞のリスクが86％増加したのに対し、同じ量のカルシウムを牛乳や野菜から摂った人には何の悪影響も出ていませんでした（15）。

食品からカルシウムを摂った場合は、サプリのように血中の成分量が急激には増えず、体が時間をかけて処理できます。そのおかげで、カルシウムが血管には害をおよぼさないようです。カルシウムは食事から摂りましょう。

危険なサプリ4
ビタミンA／ベータカロチン

■ビタミンAとベータカロチンで肺癌に

ビタミンAは、肌の健康を維持したり、粘膜を強くして細菌から身を守るために必要な成分です。健康に過ごすためには欠かせません。

もうひとつのベータカロチンは緑黄色野菜に多く含まれる色素で、体内でビタミンＡに変換されます。やはり粘膜を強化する働きがあり、「癌の予防に効く」や「活性酸素を取り除く」といった名目でサプリが販売されています。

しかし、ビタミンＡとベータカロチンも、やはり買ってはいけないサプリのひとつ。どちらも、いくつかのデータで**「寿命が縮む」という結果が出ている**からです。

代表的なのはアメリカのノースカロライナ大学による研究で、50〜76才の男女約７万７千人を調べたもの（16）。10年にわたって全員の生活を追いかけたところ、ビタミンＡやベータカロチンの摂取量が多い人ほど、肺癌にかかる確率が増えていました。この傾向は、タバコを吸う人ほど大きくなるようです。

■ビタミンＡサプリで寿命が縮む

さらに信頼度が高いのが、２０１２年にコクラン共同計画が行った研究です

（17）。こちらは約24万人のデータをもとに「**抗酸化物質で本当に健康になれるの？**」という問題を調べ上げた労作で、いまの時点ではもっとも質が高い研究になっています。

その結論は、「**ビタミンAまたはベータカロチンを飲むと、3〜10％早期死亡率が上がる**」というものでした。いずれかのサプリを飲むと**最大10％の確率で寿命が縮む**わけですから、まさに衝撃のレポートと言えます。

このような事態が起きるのは、ビタミンAが簡単に体から排出されない性質を持っているからです。たとえば、ビタミンCなら水に溶けやすいため、あまった分は簡単に尿から外に追い出せます。ところが、ビタミンAは脂にしか溶けないため、体内で使いきれなかった分が蓄積されていき、やがて肝臓にダメージを与えるのです。

前述のとおり、肝臓は体内の毒素を処理する役割を持った化学プラントのような大事な器官です。これがやられてしまえば、全身が衰えていくのは当たり前でしょう。

ビタミンAやベータカロチンをサプリで大量摂取するのは厳禁。必ずレバーやニンジンなどの食品から摂るようにしてください。

危険なサプリ5

フィッシュオイル

■フィッシュオイルは大事な成分だが…

フィッシュオイルは、その名のとおり魚から採取した脂肪をサプリメントにした商品です。ほかにも、オメガ3、DHA、EPAなどの名前で売られており、高い人気を誇っています。

フィッシュオイルを「危険なサプリ」と言われれば、意外に思われるかもしれません。テレビや雑誌などでは「血液サラサラ」や「認知症の予防」といった効能が盛んに報道されており、フィッシュオイルが健康にいいのは常識のような印象もあります。

確かに、**フィッシュオイルが重要な成分なのは間違いありません。**ＤＨＡとＥＰＡは体内で作ることができない必須脂肪酸で、積極的に魚や植物油などから摂らねばならないからです。

事実、信頼性が高いデータでも、フィッシュオイルの有用性は、それなりに確認されています。

代表的なのは、２０１２年にギリシャのヨアニナ大学が発表したメタ分析で、過去に行われた大量のフィッシュオイル研究から質が高いものだけを選び、およそ６万９千人分ものデータをまとめたものです（18）。

その結論は、大きく２つのポイントにわけられます。

1：健康な人がフィッシュオイルを飲んでも意味はない
2：心疾患のリスクが高い人なら、フィッシュオイルが予防になる

心臓や血管に問題がない人にはフィッシュオイルは無意味ですが、何らかの問題がある人なら病気の発症リスクを下げる効果を持つようです。つまり、心疾患にかかりやすくなる中高年であれば、フィッシュオイルが役立つ可能性があります。

■フィッシュオイルほど劣化しやすいサプリはない

それでは、なぜ本書ではフィッシュオイルを推薦しないのでしょうか？　それは、**フィッシュオイルが異常に劣化しやすい成分**だからです。

そもそもフィッシュオイルとは、「多価不飽和脂肪酸」と呼ばれる脂肪酸の一種。バターや卵にふくまれる飽和脂肪酸と違って体内で固まらないため、血管に悪影響が出にくいのは嬉しいポイントですが、一方では酸化に弱い特徴も持っています。

酸化とは物質と酸素が結びつく化学反応で、鉄がサビるのも放置した食品の味が落ちるのも酸化が原因。近年では、**体内の酸化が原因で寿命が縮んでしまう**ことがハッキリしています。

そして、数あるサプリのなかでも、酸素に対して不安定なのがフィッシュオイルです。事実、いくつかの研究でも「フィッシュオイルのサプリは危険」との結論が出ています。

たとえば、２０１７年に出た論文を見てみましょう（19）。ハーバード大学の医学部が、アメリカで販売されている人気のフィッシュオイルを３つ選び、どれぐらい酸化しているかを調べたものです。

その結果は衝撃的で、なんと**すべてのフィッシュオイルが安全の基準値を大幅に超えて酸化**していました。なかには酸化レベルが基準値の7倍に達した商品もあったというからシャレになりません。

ハーバード大学の研究チームは言います。

「酸化したサプリが、私たちの健康状態にどんな影響をもたらすのかは、よくわかっていない。ただし、**酸化した脂質が心疾患のリスク要因になることはわかっている**」

酸化したフィッシュオイルがどれだけ体に悪いかは、研究例が少ないため断言できません。しかし、酸化リスクを冒してまで、わざわざチャレンジするほどの意味はないでしょう。

そもそも日本には、高品質のフィッシュオイルを摂取できる商品が、昔から存在しています。「**サバ缶**」です。

一般的な「サバ缶」は、空気を完全に抜いた状態で密閉するため、店に並んだ時点でもほとんど酸化ダメージがありません。新鮮なフィッシュオイルを摂取するには、まさにうってつけの商品です。健康維持のためなら1週間に2缶も食べれば十分でしょう。

危険なサプリ6

ビタミンE

■ビタミンEで前立腺癌の危険がアップ

ビタミンEも定番サプリのひとつ。抗酸化の能力が高いため、「アンチエイジングに効果的」や「癌の予防になる」などと言われ、中高年の間で人気が高いようです。

ところが近年の科学界では、ビタミンEの評判はよくありません。２０１０年代に入ってから、癌を予防するどころか**逆に癌のリスクを高めてしまう**というデータが次々と出てきたからです。

たとえば２０１１年に行われた研究では、約３万５千人の男性を対象に「ビタミンEは本当に癌の予防になるのか？」を調査しました。すると、ビタミンEを１日に４００IU以上飲んでいた男性は、**前立腺癌にかかる確率が17％も増えていた**というから驚きです(20)。４００IUのビタミンEは、日本で販売されているサプリにもふくまれている量です（ネイチャーメイドなど）。

IUという単位に耳なじみがないかもしれませんが、これは国際単位(International Unit)の略で、ビタミンEの場合、４００IUに約３９０㎎にあたります。もしも、いまの時点でこれより多くビタミンEのサプリを摂っているなら、使用を中止したほうがよいでしょう。

■ビタミンEサプリでも寿命が縮む

もうひとつビタミンEに関して大事なのが、信頼性の高い研究で「**飲み続けると寿命が縮む**」との結論が出ている点です。これはアメリカのジョンズ・ホプキンス大学が報告したデータで、過去に出た19件のビタミンE研究をまとめたレベルが高い内容になっています（21）。

分析の結論は、「**1日400IU以上のビタミンEを飲み続けると、死亡率が4〜6％高まる**」というもの。ビタミンEはアンチエイジングに効かず、逆に心疾患や肺炎といったあらゆる病気の原因となり、寿命を縮めるわけです。このデータは当時の科学界に衝撃を与え、2005年にもっとも話題を集めた論文のひとつに選ばれました。

ビタミンEで寿命が縮む理由はビタミンAと同じです。こちらも水に溶けない脂溶性のビタミンなので、大量に飲み続けるうちに肝臓にダメージが蓄積。やがて、あらゆる病気を引き起こす原因になってしまうわけです。その危険を冒してまでビタミンEを飲む理由はありません。

危険なサプリ7

ビタミンB群

■ビタミンB群を飲むメリットはない

ビタミンB群は、ビタミンB6、ナイアシン、葉酸などの成分をひとつにまとめた商品です。

ビタミンBは人体が正常に働くために欠かせない栄養素で、「美容に良い」や「不規則な生活の人に必須」などと言われます。日本では、「ビタミンB群」のほかに「ビタミンBミックス」や「ビタミンBコンプレックス」といった名前の商品が販売されているようです。

しかし、いまのところビタミンB群を買う理由は見当たりません。なにせ現在までのデータを見る限り、ビタミンB群のメリットは特に報告されておらず、**代わりに様々な副作用**が明らかになってきたからです。

手始めに、「ビタミンB群にはメリットがあるのか？」という点から見てみましょう。この問題については、アメリカ心臓協会が過去の論文を大量にレビューしたうえで、ビタミンB群の効果について次のような結論を出しています（22）。

- ビタミンB群が心疾患を減らすという証拠はない

・逆に、ナイアシン、葉酸、ビタミンB6などは、**体内のホモシステインを増やす**副作用がある

ホモシステインとは、体内でタンパク質が代謝された後に出る「**残りカス**」のようなものです。

とても酸化しやすい性質を持った物質で、体内のホモシステインが増えるほど、心疾患にかかりやすくなることがわかっています。つまり、ビタミンB群を飲むと、逆に**心臓へのダメージが増えてしまう可能性がある**わけです。

■ビタミンB群サプリで肺癌リスクが最大4倍に

さらに恐ろしいことに、近年のデータでは**ビタミンB群による白内障リスク**も指摘されています。約7万7千人のアメリカ人を対象にした2017年の調

査では、全員を10年にわたって追跡し、ビタミンB群の健康効果をチェックしました（23）。結果を箇条書きで紹介しましょう。

- ビタミンB6やビタミンB12で肺癌リスクが30〜40％上がる
- **特にタバコを吸う男性はビタミンB群で肺癌リスクが3〜4倍になる**

現時点では、ビタミンB群のサプリはメリットが確認されていないうえに、肺癌のリスクまで抱えているわけです。

データによれば、ビタミンBの問題が出てくるラインは、**ビタミンB6が1日20㎎以上、ビタミンB12が1日50mcg以上**とのこと。この数字は、日本で売られている一般的なサプリを使った場合でも簡単に超えてしまう量です。

厚労省の調査によれば、そもそも現代の日本でビタミンB群が不足している人はほとんどいません。大半の人にとっては、ビタミンB群を飲む意味はないと言えるでしょう。

第3章

あなたの寿命を縮める9つの薬

危険な薬を見分けるには？

第1章では、科学的なデータの信頼性について簡単に説明しました。とはいえ、データを見るのに慣れていない方が、いきなり「どの情報を信じればいいのか？」を見抜くのは難しいでしょう。

特に薬やサプリの研究は、結果が食い違うケースも多いうえに、そもそも中高年を対象にした安全テストが少ないのも第1章で紹介したとおりです。それでは、私たちになす術はないのでしょうか？

もちろん、そんなことはありません。幸いにも**「どんな薬を飲むと危険なのか？」**という問題については、ある程度の**ハッキリした基準が作られています。**

それが、「**ビアーズリスト**」です。

このリストは、1991年にアメリカのマーク・ビアーズ医師が作ったもの。昔から高齢の患者に薬のトラブルが多いことに悩んでいたビアーズ医師は、その時点で手に入るデータを大量にチェックし、「**飲むと危険な薬**」をひとつにまとめたのです。

その後、「ビアーズリスト」は次世代の医師チームに受け継がれ、現在も、最新のデータを取り込みつつ定期的に更新され続けています（1）。中高年や高齢者を対象にしたデータが少ないなかで、可能な限り最良のデータを集めており、現時点ではもっとも頼りになるリストだと言えます。

そこで、ここからは最新版の「ビアーズリスト」を参照にしつつ、体へのダメージが大きい薬をチェックしていきましょう。ご自分が使っている薬を確認しつつご参照ください。

寿命を縮める9タイプの薬

「ビアーズリスト」には、中高年や高齢者に大きな副作用が出やすい薬が大量に列挙されています。まず手始めに、そのなかから代表的な9タイプの薬をピックアップしましょう。

いずれの薬も、年を取れば取るほど危険な副作用が出やすくなりますが、「どの年齢なら安全なのか？」については個人差が大きいため、ハッキリと言うことができません。いずれにせよ、**使わなくていいならそれにこしたことはない**でしょう。

すべての薬を完全に止めるのは難しいでしょうが、もし該当する薬を使っている場合は、**医師や薬剤師と相談のうえで減薬**を考えてみてください。

■NSAIDs（エヌセイズ）

NSAIDs（エヌセイズ）は非ステロイド性抗炎症薬の略で、痛みを止めたり熱を下げたりといった作用を持ちます。

耳慣れない言葉かもしれませんが、アスピリン、イブプロフェン、インドメタシンといった成分なら聞き覚えがあるのではないでしょうか？　これらは、すべてエヌセイズの仲間です。

エヌセイズの難点は、痛み止めとして手軽に使いがちなところでしょう。軽い頭痛や関節の痛みをやわらげてくれるため、ついつい乱用しがちなのです。

そのうえエヌセイズは消化器官への負担が大きく、**消化不良、潰瘍、胃や腸からの出血をよく起こします**。また、血圧を上げる副作用にくわえて腎臓へダメージが出るケースも多く、くれぐれも長期の使用はひかえてください。

どうしてもエヌセイズが必要なときは、せめてイブプロフェンかサルサレートを数日だけ使うか、ナプロキセンを選んでください。特にナプロキセンは、2014年にハーバード大学医学院が「**一番リスクが低い**」と報告しており、エヌセイズのベストチョイスになるでしょう（2）。

■筋弛緩薬

筋弛緩薬は、その名のとおり筋肉の緊張をやわらげる薬。成分としてはメトカルバモール、シクロベンザプリン、オキシブチニンなど、商品名でいえば「ロバキシン」や「ボラキス」などが有名です。緊張からくる頭痛や肩こり、しびれなどによく使われています。

ただし、筋弛緩薬は脳の神経に作用して筋肉をゆるめるため、どうしても**頭が上手く働かなくなる副作用**を持ちます。若い世代であれば「頭がボンヤリするなぁ」ぐらいの症状ですむでしょうが、高齢になるほど転倒の原因になったり、ヒドいときは錯乱状態を引き起こすこともあります。

さらに筋弛緩薬が問題なのは、そもそも**ちゃんと痛みやしびれに効くという証拠がない**点です。ヘタをすれば、せっかく飲んでも副作用しかない可能性があります。できるだけ断薬を考えてください。

■抗不安薬／睡眠薬

中高年を過ぎると、メンタルが不安定になってしまう人や、うまく眠れなくなってしまう人が増えるため、抗不安薬や睡眠薬の処方も多くなります。

具体的な商品名でいうと、「コントール」「セレナミン」「セレンジン」など。成分でいえば、ジアゼパム、クロルジアゼポキシドなどです（さらにくわしくは86ページのリストを参考にしてください）。

これらの薬は、年を取るほど体内の処理スピードが遅くなり、それだけ副作用が出やすくなります。副作用としては、意識の混濁、転倒、もの忘れの増加など。薬が中止できないときは、もっと副作用が少ないＳＳＲＩ（フルボキサミンやパロキセチンなど）に変更できないかを相談してみてください。

■抗コリン薬

抗コリン薬は、アセチルコリンという神経伝達物質の働きを抑える薬の総称です。とても幅広い症状に使われており、パーキンソン病のような難病から、胃痛、乗り物酔い、アレルギー対策などにも用いられます。

しかし、抗コリン薬は脳の神経系に作用するため、近年では大きな副作用があることがわかってきました。軽いところでは便秘やドライマウスなどが有名ですが、**もっとも怖いのが「認知症」のリスク**です。

２０１５年に行われた大規模な調査によれば、65歳以上の人が３年ほど続けて抗コリン薬を服用すると、なんと認知症の発症率が1・5倍にアップ（３）。複数の抗コリン薬を同時に使っていた場合は、さらにリスクが高くなります。


この研究で名前が上がった抗コリン薬は、風邪薬やアレルギー薬として一般的に使われる抗ヒスタミン剤、めまい止め、抗鬱剤などでした。

果たして、この副作用が何歳の時点から現れるのかは不明ですし、データの信頼性もそこまで高くはありませんが、いずれにせよ長期の服用は止めるべきでしょう。抗コリン作用を持つ薬は非常に多く、代表的なものは86ページのリストにまとめています。合わせて参考にしてください。

■心臓を強化する薬（強心配糖体）

強心配糖体は、心不全や不整脈の治療に使われる薬です。成分としてはジゴキシンが有名で、「ジゴシン」のような商品名で販売されています。

この薬が問題なのは、使いすぎによる中毒症状を起こしやすい点。というのも、ジゴキシンで「効果が出る服用量」は「中毒が起きる服用量」にかなり近いため、メリットを得るためには、副作用が出るギリギリまで薬を使わねばならないからです。

その副作用は様々ですが、近年では**ジギタリス中毒によって視力が下がった例**なども報告されています（4）。どうしても断薬できないようなら、せめて1日0・125㎎を超えないように注意してください。

■血糖値を下げる薬（SU薬）

高血糖は万病の元。血液中の糖がうまく下がらないと血管に傷がつき、やがて寿命が縮む原因になってしまいます。

そこで使われるのがSU薬です。インスリンの分泌を促進する作用を持ち、血糖値を正常にもどすために処方されます。グリベンクラミドやクロルプロパミドなどが代表的な例です。

SU薬が危険なのは、一部の中高年には**低血糖症状の引き金になってしまう**からです。具体的には、頭痛、震え、激しい疲労などが起き、最悪の場合は意識を失うケースも見られます。こちらも、可能な限り使用はひかえ、代わりに使える薬がないかを主治医に相談しましょう。

■H2ブロッカー

Ｈ２ブロッカーは、食道、胃、十二指腸の炎症、潰瘍などの治療に使われる薬です。胃酸を抑える働きが強く、「ガスター10」や「三共Ｚ胃腸薬」といった市販薬が有名でしょう。

というと安全性が高そうですが、実はＨ２ブロッカーには、**認知機能の低下や精神の不安定などの副作用**が多く確認されています。これは、Ｈ２ブロッカーが中枢神経系に作用するためで、腎臓の働きが弱った高齢者ほど悪影響が出やすくなります。

そもそも中高年になると胃酸の量は減り始めるため、消化器官の粘膜を保護するような薬を選ぶほうが賢明です。

■抗精神病薬

抗精神病薬は、様々な脳と心の問題に使われる薬の総称です。有名なところでは、「セレネース」「ドグマチール」「アビリット」「メレリル」といった商品があります。

もちろん、統合失調症、双極性障害、大鬱病などの治療に使うのはやむをえませんが、それ以外のケースでは**避けたほうが無難**です。長く使うと**若い世代ですら認知症の発症リスクが上がる**ほか、最悪の場合は脳血管に障害が出たり、死亡率が上昇したりといったダメージをもたらします。

もし使う場合でも短期間の使用にとどめ、できるだけ速く「認知行動療法」のように薬を使わない治療に切り替えるよう努力してください。

■エストロゲン

エストロゲンは、女性ホルモンを使った薬のことで、おもに更年期障害のホットフラッシュ（ほてり、のぼせ、多汗など）のような症状に処方されます。「プレマリン」などが代表的な商品です。

しかし、多くのホルモン製剤と同じように、エストロゲンも強力な副作用を持っています。外部から取り込んだホルモンにより、**乳癌や子宮癌の発症率が上がり**、認知症のリスクが高まり、さらには血栓を作って寿命が縮む原因になるからです。

また、近年の研究では、以前に言われていたほどエストロゲンの効果は高くないこともわかってきました。よほど症状がヒドい場合は別ですが、気軽に使うべき薬ではありりありません。

「服用危険」な薬リスト

ここまで「服用危険」な薬の代表例を見てきましたが、ここからはさらに、「ビアーズリスト」を参考にしながら、具体的な成分を表にリストアップしていきます。

いずれも、高齢の世代が使った場合に、**メリットよりもリスクのほうが上回ってしまう薬**がまとめられています。いま自分が使っていないかどうかを、ぜひチェックしてみてください。

が、以下のリストは、すべての状況に当てはまるものではありません。患者の状態や環境によって副作用の出方は大きく違うため、あくまでも医者や薬剤師と相談する際の一助として使っていただければ幸いです。

成分の名前	主な副作用／備考
第一世代抗ヒスタミン薬 ・ブロムフェニラミン ・カルビノキサミンマレイン酸塩 ・クレマスチン ・シプロヘプタジン ・デキスブロムフェニルアミン ・デクスクロルフェニラミン ・ヒドロキシジン ・プロメタジン ・トリプロリジン	高い抗コリン作用を持つため、高齢者ほど意識の混乱、認知機能の低下、ドライマウス、便秘などが起きやすい。科学的な根拠のレベルも高い。 急性のアレルギー症状には、ジフェンヒドラミンを使うのが望ましい。
抗パーキンソン病薬 ・ベンズトロピン（経口） ・トリヘキシフェニジル	パーキンソン病にはより効果的な薬が存在するため、そちらを使うべき。科学的な根拠のレベルは高い。
抗血栓薬 ・ジピリダモール ・チクロピジン	血圧のコントロールが乱れて、激しい立ちくらみが起きる可能性がある。また、どちらの薬にも、より安全性が高い代替品が存在する。科学的な根拠のレベルも高い。

「服用危険」な薬の成分リスト

成分の名前	主な副作用／備考
抗痙攣薬 ・ベラドンナアルカロイド ・クロルジアゼポキシドクリジニウム合剤 ・ジサイクロミン ・ヒヨスチアミン ・プロパンテリン臭化物 ・スコポラミン	抗コリン作用を持っているうえに、言われるほどの効果があるかも明らかではないので、ごく短期だけ苦痛を軽減するために使うべき。科学的な根拠のレベルも高い。
心疾患の治療薬 ・ドキサゾシン ・プラゾシン ・テラゾシン ・クロニジン ・グアナベンズ ・グアンファシン ・メチルドパ ・レセルピン ・アミオダロン ・ドフェチリド ・ドロネダロン ・フレカイニド ・プロカインアミド ・プコパフェノン ・キニジン ・ソタロール	いずれも鬱、鎮静、めまいなどの副作用があるため、高血圧の治療薬としてはオススメできない。 長時間作用型カルシウム拮抗薬など、もっと副作用が少ない代替薬が存在しているケースが多いので要相談。科学的な根拠のレベルも高い。

成分の名前	主な副作用／備考
ジソピラミド	高齢者には心不全を起こす可能性がある。抗コリン作用を持つため、認知にも影響が出る可能性が。ただし、科学的な証拠のレベルは低い。
ジゴキシン	1日に0.125mgを超えて使うと、中毒症状を起こす可能性がある。科学的な証拠のレベルは中程度。
ニフェジピン（速放軟カプセル剤）	低血圧症のリスクがある。科学的な証拠のレベルは高い。
スピロノラクトン	高齢で心不全の患者が1日25g以上を飲むと、高カリウム血症のリスクがある。科学的な証拠のレベルは高い。
三環系抗鬱薬 ・アミトリプチリン ・クロミプラミン ・ドキセピン ・イミプラミン ・トリミプラミン ・ペルフェナジン	強い抗コリン作用を持つため、長期の服用には認知症や低血圧症のリスクがある。ドキセピンは1日に6mg以下が望ましい。科学的な証拠のレベルは高い。

「服用危険」な薬の成分リスト

成分の名前	主な副作用／備考
・チオリダジン ・メソリダジン	抗コリン作用が強く、心筋の興奮による失神が起きる可能性もある。科学的な証拠のレベルは高い。
精神安定剤 ・アモバルビタール ・ブタバルビタール ・ブタルビタール ・メホバルビタール ・ペントバルビタール ・フェノバルビタール ・セコバルビタール	高い確率で依存性が起き、薬の使いすぎを引き起こしやすい。科学的な証拠のレベルは高い。
向精神薬 ・アルプラゾラム ・エスタゾラム ・ロラゼパム ・オキサゼパム ・テマゼパム ・トリアゾラム ・クロラゼプ酸 ・クロルジアゼポキシド ・クロナゼパム ・ジアゼパム ・クアゼパム	年を取るほど成分の処理が遅くなり、効き目が出過ぎてしまう傾向がある。その結果、脳力の低下、めまい、転倒などが起きやすくなる。

成分の名前	主な副作用／備考
抱水クロラール	飲み始めて10日以内に薬に耐性ができるため、使いすぎの危険が増す。ただし科学的な証拠のレベルは低い。
メプロバメート	鎮静作用が出過ぎてしまうことがある。科学的な証拠のレベルは高い。
非ベンゾジアゼピン系睡眠薬 ・エスゾピクロン ・ゾルピデム ・ザレプロン	高齢者には、転倒、めまいなどの原因になる。睡眠を改善する効果も低い。科学的な証拠のレベルは高い。
・麦角アルカロイド ・イソクスプリン	多くのデータで、大した効果が認められていない。
ホルモン剤 ・メチルテストステロン ・テストステロン	心疾患や前立腺癌のリスクがあるため、重度の性腺機能不全以外には勧められない。
乾燥甲状腺	心疾患リスクがあり、より安全な代替薬がある。科学的な証拠のレベルは高い。
エストロゲン	84ページ参照。特に経口摂取は勧められない。

「服用危険」な薬の成分リスト

成分の名前	主な副作用／備考
成長ホルモン	関節痛、むくみなどのリスクがある。下垂体機能低下症のホルモン療法以外には勧められない。
酢酸メゲストロール	体重減少の効果は非常に少なく、血栓症のリスクがある。科学的な証拠のレベルは高い。
SU薬 ・クロルプロパミド ・グリブリド	81ページ参照。年を取るほど副作用が出やすくなる。
消化管の治療薬 ・メトクロプラミド ・ミネラルオイル （経口摂取の場合） ・トリメトベンズアミド	メトクロプラミドには運動障害のリスクがあり、ミネラルオイルには安全な代替薬がある。トリメトベンズアミドは副作用のわりに効果が弱いため勧められない。いずれも科学的な証拠のレベルは高い。
鎮痛薬 ・インドメタシン ・ケトロラクトロメタミン ・ペンタゾシン	胃や腸からの出血を引き起こす可能性がある。なかでもインドメタシンは副作用が出やすいため、使用には注意が必要となる。ペンタゾシンには、より安全な代替薬がある。

「服用危険」な薬の成分リスト

成分の名前	主な副作用／備考
鎮痛薬 ・ペチジン ・アスピリン （1 日 325mg 以上の場合） ・ジクロフェナ ・ジフルニサル ・エトドラク ・フェノプロフェン ・イブプロフェン ・ケトプロフェン ・メクロフェナム酸 ・メフェナム酸 ・メロキシカム ・ナブメトン ・オキサプロジン ・ピロキシカム ・トルメティン	ペチジンにはより安全な代替薬がある。その他の成分には、特に 75 歳以上の高齢者の場合、消化器の出血、潰瘍などのリスクがある。 長い期間服用を続けるほど危険性は高まるので、使うときは短期間に限定するのが望ましい。科学的な証拠のレベルは高い。
筋弛緩剤薬 ・カリソプロドール ・クロルゾキサゾン ・シクロベンザプリン ・メタキサロン ・メトカルバモール ・オルフェナドリン	筋弛緩剤薬のリスクについては 76 ページ参照。抗コリン作用が強いため、転倒や鎮静の副作用がある。 副作用のわりに効果も低く、できれば使用は控えたい。科学的な証拠のレベルは高い。

※AGS BEERS CRITERIA 2012を元に作成。

危険な薬の正しい減らし方は？

最後に、本章でもっとも大事なポイントを押さえておきましょう。それは、**決して自分の判断で薬を止めてはいけない**という点です。

いままで飲み続けてきた薬を急に止めると症状が悪化してしまうケースがよくあります。最終的には薬を減らすにこしたことはありませんが、自分の判断で決めてしまうのは危険です。**減薬や断薬を行うときは、必ず医者・薬剤師に相談してください**。

具体的には、次ページのチャートに従って、主治医に減薬の相談を持ちかけてみるといいでしょう。くれぐれも自己判断での断薬は控えてください。

「危険な薬」を正しく減らすためのフローチャート

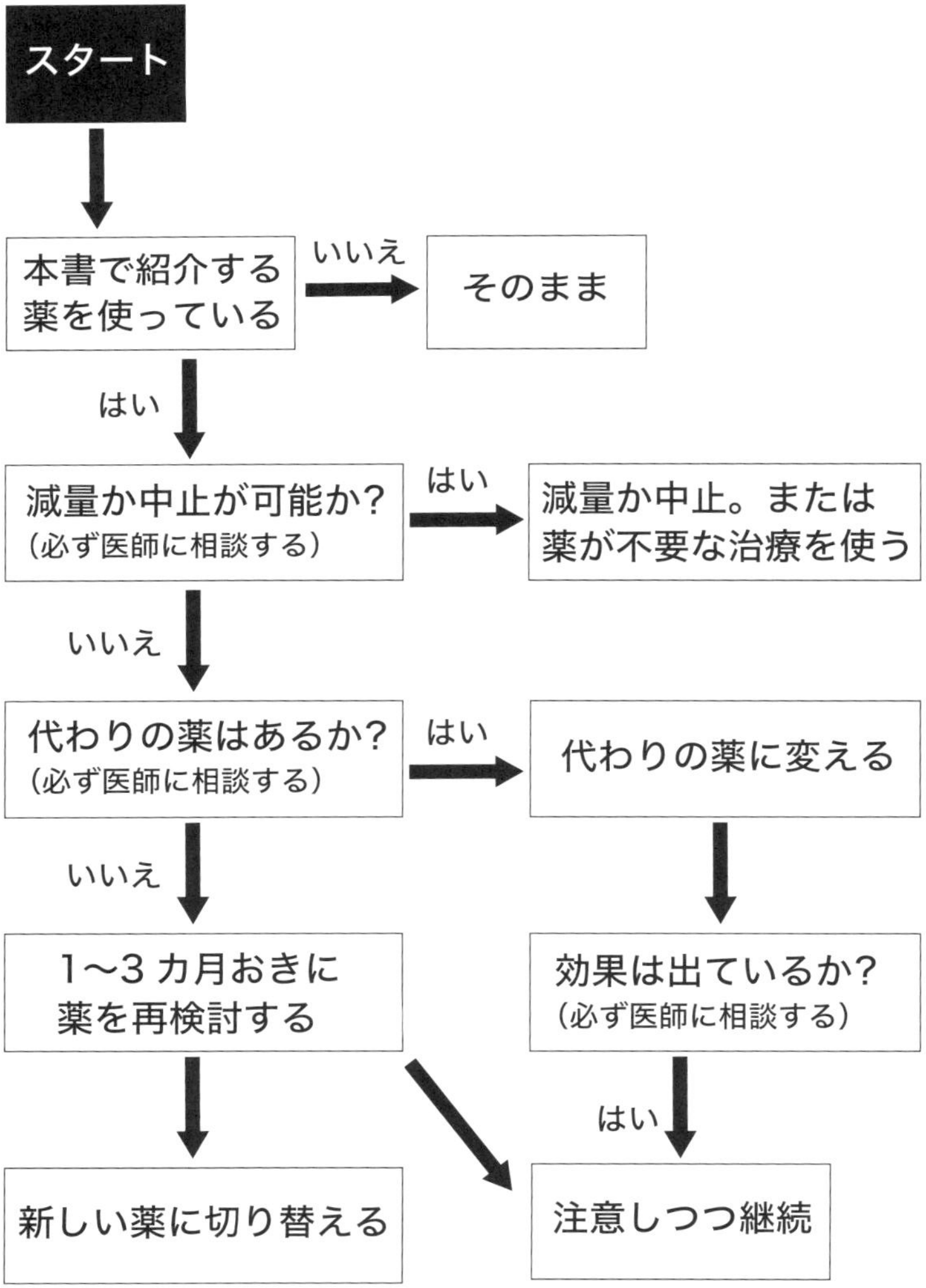

第4章

決して信じてはいけない6つの健康法

この健康法が危ない！

テレビや雑誌では、毎日のように新たな健康法が生まれては消えていきます。その内容も「リンゴだけダイエット」や「コーヒー浣腸」のような明らかに怪しいものから、現役の医師が太鼓判を押すものまで様々です。医師が推薦しているのを見れば、思わず試したくなってしまうものでしょう。

しかし、いかに専門家の意見だと言っても、気軽に信じてはいけないのは第1章でお伝えしたとおりです。科学的に決められた研究の信頼度にもとづいて、それぞれのデータを地道にチェックしていくしか、正しい方向に進む道はありません。

そこで本章では、テレビや雑誌で**専門の医師が推薦しがちな健康法**に的を絞り、「**実は根拠がない**」か、または「**逆に体に危険がある**」ようなものを取り上げていきます。具体的には次の６つです。

- 糖質制限食
- ベジタリアン／マクロビオティック
- ココナッツオイル
- グルテンフリー食
- 腰痛の治療（の一部）
- 癌の代替療法

もし、これらの健康法を実践しているなら、少し考え直してみたほうがいいでしょう。次のページから、その理由を具体的に説明していきます。

信じてはいけない健康法1

糖質制限食

■糖質制限は健康法のファイナルアンサー？

「糖質制限食」は、いまや定番の健康法やダイエット法として定着した感があります。「糖質制限こそ最強のダイエット法だ」という主張も多く、一部の医師からは「気分が改善する」「癌の治療に効果がある」「活力が湧く」といった発言もあり、なかには「人生のファイナルアンサー」とまで呼ぶ人までいるほどです。

確かに、糖質を抜くだけで空腹が減り、健康に痩せられるというのだから実に簡単です。近年ではライザップのようなダイエットサービスでも糖質制限食が採用され、大きな成果を上げているようです。

ここまでの支持と実績があるなら、糖質制限こそが最強の健康法にしてダイエット法だと断言しても構わないように思えます。果たして糖質制限食は、どこまで科学的に認められた手法なのでしょうか?

■糖質制限食のダイエット効果は、他の方法と同じ

まずは**糖質制限食のダイエット効果**から見てみましょう。

現時点で最も信頼度が高い研究は、2014年にトロント大学が発表した大規模な論文(1)。これは、過去に行われた大量のダイエット研究から、質の高い7286人分のデータを分析したものです。

比較の対象になったダイエット法は、糖質制限、低脂肪、カロリー制限、高タンパクダイエットなど全11種類。数あるダイエット法から、**最も体重が減りやすいチャンピオンを選んだ**わけです。

その結果は、次のとおりでした。

「ダイエット開始から12カ月が過ぎると、どのダイエット法を使っても同じぐらい体重は減る。**ダイエットの手法に差はない**」

どんなダイエット法を使おうが、**1年続ければ同じぐらい体重は減ります。**糖質制限食を支持する人のなかには「カロリーなんて気にしなくて良い」といった意見も見かけますが、これは明確に間違いです。

このように言うと、「スーパー糖質制限なら大きな差が出るはず」といった反論が出ることがあります。「スーパー糖質制限」とは、一般的な糖質制限食よりもさらに糖質の量を減らす手法で、だいたい1日の総カロリーの10％以下を目指すのが普通です。

ところが多くの実験では、**スーパー糖質制限食でも目立った成果は出ていません。**

たとえば、２００６年にオーストラリアの政府機関が行った実験では、50代の中高年を、「糖質量が４％の食事」と「糖質量が40％の食事」の２グループに分けました（2）。食事のカロリーは1日１５００kcalにそろえ、８週間でどんな違いが出るのかをチェックしたのです。

糖質量が４％といえば、米やパンは完全に食べられず、ほぼ緑黄色野菜しか口にできないレベルの制限食です。かなりハードなスーパー糖質制限だと言えるでしょう。

しかし、**８週間後にこれといった違いは出ませんでした**。糖質をギリギリまで削ろうが、普通に糖質を食べようが、どちらも同じように体脂肪が減っていたのです。

つまり、ダイエットで本当に大事なのは、いろんな方法に目移りしないで、

最初に選んだ方法をしっかり続けることです。白米やパンを好きな人が、無理して糖質制限食を選ぶ必要はありません。

なぜ糖質制限は効くように見えるのか？

ここで、次のような疑問を持った方もいるでしょう。「他の本やテレビでは糖質制限はダイエットに効果的だというデータを見たことがあるけど、あれはなんなの？」と。

確かに、テレビの健康番組やダイエット本などでは、「糖質制限の効果が証明された」として、よく科学的な研究の結果を紹介しています。これらの情報は間違いなのでしょうか？

このような食い違いが起きるのは、糖質制限ダイエットに関する実験の多くが**カロリーを考慮に入れていない**からです。

例えば、AさんとBさんを対象にして「糖質制限」と「低脂肪ダイエット」の効果を比べたいとしましょう。もちろん、現実の実験ではもっと多くの参加者を集めますが、ここでは話を簡単にするために2人だけのダイエットに話を絞ります。

このとき、大半の実験では2人に次のような指示を出します。

- Aさん：**糖質**を減らして好きなだけ食べてもらう
- Bさん：**脂質**を減らして好きなだけ食べてもらう

糖質か脂質のどちらかを減らしただけで、後は**1日のカロリーを気にせず**に、お腹がいっぱいになるまで食べてもらうわけです。

おもしろいことに、このような方法で実験を行った場合は、**糖質制限をしたほうが体重が減りやすい**ケースがよく見られます（3）。その理由には諸説がありますが、いま有力なのは次の2つです。

1・糖質を減らすと食べるものが限られるため、自然に摂取カロリーが減る

2・炭水化物を減らした分だけタンパク質が増えるため、食欲が抑えられる

1の説についてはくわしい解説はいらないでしょう。糖質を減らそうと思ったら米やパンといった主食を削るしかないため、自然と総摂取カロリーが減っていきます。

糖質を減らしたから痩せたのではなく、**あくまで間接的にカロリーが減るから痩せる**のだ、というわけです。

■結局、間接的にカロリーが減っている

もうひとつ有力なのは、炭水化物を減らした代わりに、卵や肉といったタンパク源の摂取量が増えるのが原因だとする考え方。というのも、多くの研究により、**タンパク質の量を増やすと一時的に食欲が減る**ことがわかっているからです（4）。

どちらの説もメカニズムの違いはあれど、最終的な結論は変わりません。**糖質を減らすこと自体に魔法のようなダイエット効果があるわけではなく、**間接的にカロリーが減るから痩せるわけです。

しかし、先に紹介した研究にもあるとおり、どんなダイエット法だろうが1年も続ければ結果は変わりません。２０１４年に南アフリカのステレンボッシュ大学が発表した質の高い論文でも、約3千人分のデータを精査したうえで次のような結論を出しています（5）。

「2年にわたって肥満の成人を追跡調査したが、**1日のカロリー摂取量を同じにそろえた場合**は、糖質制限ダイエットとバランス食（炭水化物の割合が多い食事）を比べても、**体重を減らす効果や心疾患の発症率には何の差も見られなかった**」

くり返しになりますが、1日の摂取カロリーを同じにした場合は、糖質を減らそうが炭水化物をたくさん食べようが、体重の変化には違いが出ません。カロリーを減らした分だけ、どちらも同じように痩せていきます。

要するに、なるべく自分の負担にならない形で総カロリーを減らすのがダイエットのポイント。糖質でも脂肪でも、いつもの食事から毎食100〜150kcalずつ減らせば、自然と体脂肪は減っていきます。

■糖質制限食は本当に安全なのか？

続いて、「糖質を減らすと健康になれる」といった主張について考えていきましょう。

現在、糖質制限食の世界は、賛成派と否定派で意見が2つにわかれています。賛成派は「糖質制限は様々な病気の予防になる」と主張し、反対派は「糖質は大事な栄養素なので長期間の実践は危険」だと言います。

確かに、日本は世界でも糖質の摂取量が多い国です。それにも関わらず日本は西洋諸国よりも長寿国なのだから、別に糖質を食べても問題はないように思えてきます。が、その一方では、糖質制限のメリットを主張する医師が多いのも確かです。なんとも困った問題ですが、果たして科学的には決着が着いているのでしょうか？

残念ながら、**現時点では糖質制限食に不利な結果**が出ています。

なかでも有名なのは、２０１３年に日本の国際医療研究センターが発表した論文でしょう（6）。

研究チームは、過去のデータベースから17件の研究をチョイス。約27万人ものデータを精査して、**糖質制限食と死亡率の関係**を割り出しました。摂取カロリーの比較などは行われていませんが、現時点では、もっとも信頼に足る結論と言えます。

その結果は、ズバリ「**糖質制限食は全体的な死亡率を1・3倍ほど上げる**」というものでした。なんと、糖質制限ダイエットを5年以上続けると、死亡率がアップする可能性が高いというのです。やはり、糖質は人間に欠かせない栄養だと考えたほうがよさそうです。

ちなみに、この研究が発表された直後には、糖質制限を支持する人たちからたくさんの反論が出ました。

たとえば、ある医師は、自身のブログに「(糖質制限で死亡率が上がると結論づけた)論文は選択した文献が玉石混交」と書いています。要するに、この論文には質の低いデータが混ざっているからダメだというわけです。

が、この意見はデータの見方をねじ曲げた暴論です。

もちろん、質が高い研究だけを使うにこしたことはありませんが、どうしても実験の精度には限界があるので、必ず質の低いデータは混入してしまいます。

そのため、たくさんの論文をまとめて結論を出すときには、それぞれの研究の質にランクをつけ、**クオリティが高いデータほど重みをつけて扱う**ことになっています。それでも誤差は出てしまうものの、全体的な結論は正しい方角へ向かっていくのです。

この医師が、自分の反論をどこまで信じているのかはわかりませんが、いずれにせよ、現時点では長期間の糖質制限食はおすすめできません。もし実践してみたいときでも、数カ月にとどめるのがよいでしょう。

信じてはいけない健康法2

ベジタリアン／マクロビオティック

■トム・クルーズも愛用する食事法？

昔から、野菜を中心にした健康法がいくつか存在しますが、日本で人気なのは「ベジタリアン」と「マクロビオティック」の2つでしょう。

「ベジタリアン」は、ご存じのとおり肉を食べずに野菜だけで暮らす食事法です。卵や牛乳は食べてもいい「ラクト・オボ・ベジタリアン」や、完全に野菜しか食べない「ヴィーガン」など、様々なタイプが存在します。

もうひとつの「マクロビオティック」は、第2次大戦後に日本で生まれて世界に広がった健康法です。玄米や雑穀を主食にしつつ野菜や海草をたくさん食べ、肉や乳製品、加工食品などは完全に絶つのが特徴で、「ヴィーガン」に近い食事法だと言えます。

歌手のマドンナや俳優のトム・クルーズらも愛好家で、逆輸入される形で日本でも人気が爆発。折からの健康食ブームにあやかり、専用のカフェができたりレシピ本が刊行されたりと、現在でも注目を集めています。

日経新聞の調査によれば、40代以上の女性の1割以上がマクロビオティックを実践しているそうです。いかにも体に良さそうな食事法ですが、実際のところはどうなのでしょうか？

■ベジタリアンはどこまで体にいいのか？

まず前提として、**野菜が多い食生活が体にいいのは間違いありません**。これは多くの研究で立証されてきたことで、この事実に反論する専門家はまずいないでしょう（7）。

しかし、肉を完全に絶つべきかと言われれば、まだ科学の世界でも完全に一致した考え方はありません。野菜だけの暮らしが健康にいいという確たる証拠がないからです。

たとえば、2016年にイタリアのフィレンツェ大学が行った最新の研究を見てみましょう（8）。これは「**ベジタリアンで健康になれるのか？**」という問題について調べた過去のデータから、96件のデータを選んでまとめたもの。

なかなか信頼性が高い内容です。
その結論だけを抜き出すと、一般的な食事とくらべて**ベジタリアンには以下のようなメリット**がありました。

- 心疾患のリスクが25％減る
- 癌の発症リスクが８％減る
- 体重も少ない傾向がある
- コレステロール値も良好

このデータだけを見れば、まさにベジタリアンの圧勝。肉を断つのが健康への近道とも思ってしまいそうです。

ところが、ことはそう簡単に行きません。以上のデータは、あくまで「ベジタリアンには健康な人が多い」事実を示しただけであり、「ベジタリアンで健康になれる」ことを明らかにしたわけではないからです。

ここで考えねばならないのは、「**ベジタリアンには健康意識が高い人が多いのでは？**」という仮説です。

ちょっと想像してみただけでも、ベジタリアンでタバコを吸う人は少なそうですし、普通の人より体に気を使っているケースが多そうです。その一方で、肉好きには酒とタバコも好きな人が多いようなイメージもあるのではないでしょうか？

つまり、シンプルにベジタリアンの健康状態を調べただけでは、本当に肉を抜いて健康になれるのかが判断できないのです。

■肉を抜いても健康にはなれない

そこで参考になるのが、「**もともと健康意識が高い男女**」だけを対象にした研究です（9）。

これはイギリスのオックスフォード大学が発表したデータで、まずは健康雑誌や健康ショップなどで募集をかけ、健康意識が高い男女だけを約1万1千人ほど集めました。続いて全員に「ベジタリアンかどうか？」を尋ねたうえで17年にわたって追跡調査を行ったところ、おもしろいことに**ベジタリアンと肉好きの全死亡率は変わらず、病気の発症率もほぼ同じだった**のです。

似たような研究は他にもいくつか行われていますが、いずれも結果は同じ（10）。野菜とフルーツだけの生活をしても、肉を食べる人とくらべて癌や心疾患の発症率は代わりませんでした。

要するに、肉を抜いたからといって健康になれるわけではなく、**結局は日々の健康意識の高さが一番大事だった**わけです。拍子抜けするほど当たり前の結論ですね。

■マクロビオティックは栄養不足を引き起こす

それではマクロビオティックはどうでしょうか？　ベジタリアンには目立った健康効果がなさそうですが、マクロビオティックぐらい徹底した食事を続ければ、なにがしかの良い影響がありそうにも思えてきます。

が、実はマクロビオティックについては、残念な結果が出ています。

例えば１９９０年にドイツの大学が行った調査によれば、マクロビオティックで育った子どもは、**ビタミン不足で骨軟化症の発症率が増加する傾向**がありました（11）。

さらに、１９９６年にオランダで行われた大規模なリサーチでも、マクロビオティックを長く続けた人たちほど、タンパク質、ビタミンB12、ビタミンD、カルシウムなどが足りず、**全体的に活力が低い傾向があった**との報告が出ています（12）。

考えてみれば当然の話です。ビタミンB12は、ほぼ肉からしか摂れない栄養素ですし、野菜に含まれるカルシウムは体内の吸収率が悪いこともわかっています。その他にも、タンパク質やオメガ3脂肪酸といった重要な栄養素は、肉や乳製品を食べないと効率よく摂取できません。

つまり、**マクロビオティックで健康に暮らすためには、不足しがちな栄養素を適切に補えるだけの知識が必要**になります。めんどうなことを考えず健康的に暮らすには、やはり適度な肉や魚は欠かせないのです。

もちろん、ベジタリアンやマクロビオティックには個人の信条が関わることも多いため（動物愛護など）、絶対にやるなとは言えません。しかし、栄養不足の危険がともなうことは覚えておいてください。

信じてはいけない健康法3

腰痛治療（の一部）

■腰痛治療ほどデタラメが多い世界はない

世に怪しい治療法は多かれど、もっともデタラメがはびこりやすいのが「腰痛治療」の世界です。

テレビや雑誌では「背骨を伸ばせば痛みが減る」や「腰を反る体操をすればOK」といったテクニックが取り上げられていますが、実はこれらの対策には何の根拠もありません。というのも、今の時点では**専門の医師ですら腰痛の原因をほぼ特定できない**のが現状だからです。

その事実を示したのが、「腰痛診療のガイドライン」という文書です（13）。これは、欧州諸国の研究チームが**「本当に正しい腰痛治療とはなにか？」**という問題について、信頼度が高いデータだけを抜き出したもの。科学的に見て、もっとも正確な腰痛対策がまとめられています。

このガイドラインでまず押さえておくべきは、**「およそ80〜85％のケースでは、専門家も腰痛の原因がわかっていない」**という事実です。

一部の書籍や雑誌では「腰痛は背骨のズレや椎間板ヘルニアが原因」などとしていますが、実際には物理的な原因で腰痛が起きるケースは全体の５％しかありません。つまり、**多くの専門家はレントゲン写真を見ながら当てずっぽうに近い診断を下しているのが現状**、というわけです。これではデタラメな治療法が広まるのも当然でしょう。

さらに現代の腰痛治療が問題なのは、診断が難しいだけでなく危険性をともなうところです。一例をあげましょう（14）。

・「脊椎固定術」（背骨の一部を切り取る定番の腰痛治療）は、**成功率が35％しかない**。さらに、太りぎみの人、痛み止めを常用している人は、手術で痛みが減る可能性は低くなる。つまり本当に腰痛に苦しんでいる人ほど、手術のメリットが出づらい。

・２００９年にフロリダで行われた会議では、**１００人中99人の外科医が「脊椎固定術は推奨しない」と解答**した。それにも関わらず、１９９０年代から近年にかけて手術が行われる件数は６００％もはね上がっている。

・「減圧治療」（定番の腰痛手術）は、「脊椎固定術」にくらべれば良い結果が出ているが、**神経組織にダメージを残す可能性**がある。

つまり、定番の腰痛手術には大した効果がないうえに、体に消えないダメージを残すケースも少なくないわけです。ハッキリと骨や神経に損傷がある場合は別ですが、安易に腰痛手術に手を出すべきではありません。

さらに、この「腰痛診療のガイドライン」では、手術以外の治療法もメッタ斬りにされています。

多数のデータを分析した結果によれば、**鍼治療、カイロプラクティック、マッサージ、腰痛体操などのテクニックはほぼ効果ゼロ**。わざわざ金を払うほどのメリットがある治療法は存在しない、との結論です。

皆さんのなかには、カイロプラクティックやマッサージで痛みが消えた経験をお持ちの方もいるでしょうが、これは、体を刺激されたせいで脳内にエンドルフィン（天然の痛み止めホルモン）が分泌されて、一時的に痛みが治まっただけの話。**エンドルフィンの効果は長続きしないため、1日もすれば痛みはぶり返してしまいます**。

一部のマッサージ店では、「何度か通えばもっと長く痛みが消えるようになる」といった説明をするケースもありますが、これは**人体の痛み止めシステムを悪用したデタラメ**です。

リラックス目的でマッサージに行くのはいいとして、痛みの治療のために通うと金をムダに使うことになるでしょう。

■それでは、本当に腰痛を治すにはどうすればいいのか？

それでは、腰痛を治すにはどうすればいいのでしょうか？　世間で使われる方法の大半がムダなら、腰痛をやわらげる手段はないのでしょうか？

この疑問に対して、「腰痛診療のガイドライン」は驚くべき提案をしています。

その内容とは、次のようなものです。

- **腰痛の原因はほぼ心理的なものだから、気にしないで放っておくべし**

なんと、大半の腰痛は心理的なストレスが原因なので、余計なことさえしなければ問題なし。あとは**いつものように過ごしていれば自然に回復していくはず**、というのです。

もちろん、しつこい腰痛に悩んでいる人が、この説明をすぐには納得できないでしょう。腰痛持ちにとって「激しい痛み」はまぎれもなく現実であり、心理的なものだとは考えづらいのが普通です。

が、その一方では、信頼性の高いデータが「**腰痛の原因はストレスだ**」と示しているのも事実です。特に近年では**カウンセリングで腰痛が治った事例**が多く、2015年にハーバード大学が行った大規模な調査でも、**腰痛の治療に心理療法を推奨**しています（15）。もしも、これまでに整体やマッサージで思ったような成果が出なかったときは、心理カウンセリングを試すのも手でしょう（特に検証データの数が多い「認知行動療法」がおすすめです）。

もっとも近年では、高額な心理カウンセリングよりも、手軽に腰痛をやわらげる方法も見つかっています。それは、「**運動**」です。

２０１６年にオーストラリアのシドニー大学が行った調査によれば、腰痛ベルトや腰痛予防インソールなどのグッズには何の効果もなく、すべてお金のムダとのこと(16)。一方で**定期的にエクササイズを行った場合は、1年で腰痛が起きるリスクが35%も下がります**。

この研究は約３万人のデータを精査したもので、信頼性は大。ウォーキングでも筋トレでも何でも構わないので、**とりあえず体を動かしてみるのが解決への近道**です（あくまで骨や筋肉に明確な損傷があるときは別です）。

また、「腰痛になったら安静に」といったアドバイスもよく聞きますが、これまたまったく効果は確認されていません。じっとしていても時間の浪費なので、試しに軽いウォーキングなどをしてみて、自分の体にどんな変化が出るかをチェックしてみるといいでしょう。

ココナッツオイル

もはや魔法の霊薬のような扱いですが…

ここ数年で、もっとも話題になった健康法といえばココナッツオイルでしょう。ココナッツの種子から抽出した油脂で、**他のオイルにはない特別な効果が**あるというのです。

たとえば、ある医師が書いた本では、ダイエット効果、肌や髪のアンチエイジング、アルツハイマーの予防、糖尿病の改善といった効果が並んでいます。

1日に数さじのココナッツオイルを飲むと、体内にケトン体と呼ばれる物質が作り出され、手軽に満腹感を得られるうえに、脳の機能までアップするというのです。

もはや魔法の霊薬のような扱いですが、果たしてココナッツオイルにはそこまでの力があるのでしょうか？

■ココナッツオイルを飲めば痩せられるか？

まずは**ココナッツオイルのダイエット効果**について見てみましょう。

この問題については、２０１５年にオーストラリア政府が決定的な論文を出しています（17）。これは、ＭＣＴオイルに関する７４９件のデータを精査したもので、科学的な信頼度はトップクラスと言えます。

ＭＣＴオイルは中鎖脂肪酸の略称で、ココナッツオイルの主成分です。体脂肪になりにくい性質を持っているため、ココナッツオイルにもダイエット効果があるのではないか？　と言われ始めたのです。

まずは論文の結論を引用します。

「過去に行われた実験のデータをまとめると、普段の食事に使う油を長鎖脂肪酸からＭＣＴオイルに変えた場合には、体重・体脂肪・ウエストサイズを減らす効果が見られた」

つまり、いつもの料理に大豆油やオリーブオイルを使っている人は、**調理油をココナッツオイルに切り替えれば体重が減りやすくなる**わけです。この意味では、「ココナッツオイルはダイエットに役立つ」と言っても構いません。

が、ここで大事なのは、ココナッツオイルが体脂肪を燃やしてくれるわけではない点です。あくまで「他の油よりも体脂肪になりにくい」だけで、巷に出回る健康本が言うように、**ココナッツオイルを飲むだけで痩せるようなメリットは得られません**。

実際、2008年にアメリカのコロンビア大学が行った信頼度が高い実験でも、**いくらココナッツオイルを飲もうが結局は摂取カロリーを下げない限り体重は減らない**との結論が出ています（18）。

ダイエットを狙ってココナッツオイルを飲んでも、余計なカロリーが増えるだけ。**そのぶん逆に健康には悪いとすら言える**でしょう。

■ココナッツオイルのまともな試験はゼロ

次に、「ココナッツオイルが認知症に効く」という主張を見てみましょう。

ある医者によれば、1日に30gのココナッツオイルを飲むと体内で「ケトン体」と呼ばれる物質が生まれ、これが脳のエネルギーになってアルツハイマー病などの予防になると言います。

しかし、困ったことに、現時点でココナッツオイルと認知症の関係について、

ヒトを対象にした実験は一件も行われていません。実は２０１７年にアメリカで長期試験が行われる予定でしたが、実験の参加者が集まらず、取りやめになってしまいました。

それにも関わらずココナッツオイルがブームになったのには、理由がありまず。２０１２年に、アメリカに住むメアリー・ニューポート医師が、自身の夫にココナッツオイルを試したところ、認知症が劇的に良くなったとのレポートを発表したからです（19）。

この報告は、世界中の健康マニアの間ですぐに広まり、「自分の母親にも効果が出た」などの口コミが激増。やがて噂は日本にも伝わり、テレビが取り上げるにいたりました。

要するに、**すべては1人の医師による個人的な体験談でしかありません**。このレベルの証拠しかないにも関わらず、ココナッツオイルの効能を宣伝するのには大きな問題があります。

また、ココナッツオイルは、いかに体脂肪になりにくいとはいえ、油の固まりである点でラードやバターと変わりません。噂を信じて1日に30gも飲み続ければ、**カロリーオーバーや心疾患リスクの上昇もあり得ます**。そのまま飲まずに、あくまで料理に使うのが正解です。

信じてはいけない健康法5

グルテンフリー食

■ジョコビッチを復活させた究極の食事法？

2015年に、「ジョコビッチの生まれ変わる食事」という本がベストセラーになりました。

著者は世界屈指のテニスプレーヤーであるノバク・ジョコビッチ。激しいスランプに悩んでいた彼が医師の勧めに従って食事を変えたところ、体の不調がウソのように改善し、再びトッププレーヤーに返り咲くまでの様子を描いた健康本です。

ここで有名になったのが、「**グルテンフリー**」なる食事法です。グルテンは小麦などにふくまれるタンパク質の一種で、セリアック病という自己免疫疾患を持つ人が口にすると、慢性の疲労や下痢などの症状を引き起こすことで知られています。

グルテンフリー食とは、その名のとおり、グルテンを一切食べない食事法のことです。小麦はすべてNGなので、パン、パスタ、ラーメン、うどん、ピザ、ビールなどは口にできません。

実に厳しい食事法ですが、実践した人からは「疲れにくくなった」「肌がキレイになった」「体重が落ちた」といった感想が続出。いまでは一般人の間でも最先端の食事法として人気を広げています。

一流アスリートが実践したと聞けばいかにも真実味がありそうですが、実際はどこまで証拠にもとづいているのでしょうか？

■グルテンは逆に体にいいことも

現時点で、グルテンフリーダイエットには2つの問題点があります。

1：グルテンフリーは逆に体に良いこともある

2：「真の悪玉はグルテンではない」可能性も高い

ひとつめのポイントは、グルテンアレルギーがない一般人には、まだグルテンフリーのメリットが確認されていない点です。

例えば、「グルテンフリー食で体重が減った」との報告が出ているのは、いまのところセリアック病の患者を対象にした実験のみ。それも実験によって結果はバラバラで、**逆にグルテンフリーによって体重が増加した**との結果すら出ています（20）。とりあえず、グルテンフリーのダイエット効果については疑ってかかるべきでしょう。

また、ダイエット以外の健康効果についても、データによって大きな食い違いが見られます。グルテンアレルギーの人が実践した場合は別として、**「グルテンは体にいい」とする報告も意外と多い**のです。

具体的には、ある実験では、太りぎみの男女24人がグルテンを増やす生活を2週間続けたところ、中性脂肪が13％も減りました（21）。別の実験では、参加者に1日75gのグルテンを1カ月ほど食べさせた結果、やはり中性脂肪が19％減り、ついでに悪玉コレステロールが10・6％下がったそうです（22）。

これらのデータを見る限り、必ずしもグルテンを止めるのが良いとは言えなさそうです。

■実はグルテンは悪者ではなかった?

しかし、いくらグルテンは悪くないと言っても、グルテンフリーで体調が良くなったという人が多いのも事実。そのすべてが単なる思い込みだとも考えられません。

そこで、「グルテン悪玉説」の代わりに、近年になって有力視されるようになったのが、**「真の原因は食物繊維だ」**という考え方です。

食物繊維といえば体にいいイメージが強いですが、実は**一部の人には害が出る**ことが昔から知られていました。というのも、食物繊維は腸内で消化されにくい性質を持っているからです。

もちろん、健康な人が食物繊維を摂った場合は、消化されない成分は腸のなかで善玉菌のエサになったり、便通を良くしたりなどして、健康の維持に役立ってくれます。

ところが、日ごろの不摂生で腸内環境が悪化していると、逆に食物繊維が刺激物として働くため、**粘膜に傷をつけたりガスを発生させたりといった悪影響をもたらす**ことがあるのです。食物繊維といえど、つねに善玉ではないわけですね。

この説を確かめたのが、２０１７年にノルウェーのオスロ大学が発表した論文です（23）。研究チームは、「セリアック病ではないのに、なぜかグルテンフリー食で体調がよくなる人」だけを集め、３パターンの食事を1週間ずつ行うように指示しました。

1・　グルテンが入った固形食を食べる
2・　フルクタンが入った固形食を食べる

3・　1と2のどちらも入ってない固形食を食べる

2番めのフルクタンは、食物繊維の一種です。タマネギなどに豊富な成分で、「イヌリン」や「フラクトオリゴ糖」といった名前でサプリメントも販売されています。研究チームは、このフラクタンこそが真の悪玉ではないかと考えたのです。

果たして、結果は予想どおりでした。すべての参加者は、グルテンだけの固形食を食べても異変が起きなかったのに、**フルクタンを口にした場合は15％も腸内にガスが発生した**と言います。

ここでのポイントは、グルテンフリー食を徹底すれば自然とフルクタンが少ない食事になるところでしょう。**グルテンが豊富な食品には、同時にフルクタンもふくまれるケースが多い**からです。

つまり、グルテンフリーで体調が良くなったように感じたのは、**実際にはフルクタンが減ったからではないか、**というわけです。

もちろん、このデータだけでハッキリした結論は出せませんが、グルテンが悪いという証拠がないのも確かです。さらに、一般的なグルテンフリー食には、食物繊維の不足や飽和脂肪酸の過剰といった問題もあるため、**逆に体調が悪化することも十分に考えられます。**

■自分がフルクタンに弱いかどうかを判断するには？

もしグルテンフリー食で体調が改善した経験をお持ちの方は、自分の腸内がフルクタンに弱くないかどうかも気にしてみてください。具体的には、次のような手順で行います。

1・ニンニク、スイカ、ヒヨコマメ、デーツのいずれかを食べてみる
2・数時間後に腸内にガスが発生したり下痢の症状が起きたりした場合は、フルクタンに弱い可能性がある

もし自分の体がフルクタンに弱い可能性が出てきた場合は、グルテンフリーを行うよりも、以下の食材を減らしたほうが効果的かもしれません。

・**フルクタンが多い食品：** 小麦、ライ麦、オオムギなどの麦類すべて、ネギ、タマネギ、大豆、ニンニク、ブロッコリー、キノコ類、アスパラガス、オクラ、トマト、ゴボウ、セロリなど

フルクタンは小麦に多くふくまれるため、パン、パスタ、ピザ、うどんといった食品もすべてＮＧです。いきなりすべてを断つ必要はないので、自分の体調

と相談しながら少しずつ減らしてみてください。

また、フルクタンに弱い人の多くは、次の食品にも弱い可能性があります。

- **果糖が多い食品：** リンゴ、ブドウ、桃、ナシ、プラム、スイカ、ドライフルーツ、フルーツジュース、マンゴー、バナナ、ライチなど

- **乳糖が多い食品：** 牛乳、チーズ、ヨーグルト、生クリームなど

以上の食品は、人によっては腸で分解しづらい性質を持っており、大量に摂取すると下痢や疲労などの症状を起こすことがあります。もしも、これらの食材を口にして体調が悪くなったときは、意識して毎日の食事から減らしてみてください（24）。

信じてはいけない健康法6

癌の代替療法

■癌は放置しておけばいいって本当？

「健康法」とはややニュアンスが違いますが、大事なことなので「**癌の代替療法**」にも触れておきましょう。

近年、多くのメディアで、「癌は放置せよ」や「通常の癌治療は逆に有害」といった主張を見かけることが増えてきました。今までの常識を覆す説ですが、果たしてこれらの主張には根拠があるのでしょうか？

この問題については、２０１７年にとても良い論文が出ています（25）。これはイエール大学の研究で、アメリカの癌データベースから281人の癌患者を選んで次の2パターンに分けました。

1. 代替医療による治療を選んだ人
2. 標準的な癌治療を選んだ人

この論文でいう「代替療法」の定義は、「**専門医ではない個人によって行われる癌療法**」のこと。日本でも有名な癌の放置療法、ホメオパシー、ハーブ療法、アーユルヴェーダ、ヒーラーといった治療法がふくまれます。

一方で「標準的な癌治療」とは、手術、抗癌剤、放射線治療、ホルモン療法のことです。癌にかかった患者に対して、多くの病院が普通に選ぶ治療法を意味しています。

また、研究チームが患者を選んだ基準は、まず癌が転移していないこと。ステージ4（末期癌）まで進んだ場合は、緩和ケアしかできないため研究対象から除外しています。

要するに、**まだ癌が治療可能な状態で代替医療を選んだら、その後の進行がどう変わるのか**をみたわけです。今の日本でも代替医療を選んでしまう人は多いため、まことに重要な研究だと言えます。

■代替療法を選ぶと癌で死ぬ確率が2・5倍になる

その結果、代替療法と標準医療には大きな違いが出ました。**標準的な治療よりも代替医療を選んだほうが、患者の死亡率は格段に高かった**のです。具体的な数値は次のようになります。

- **全体的な死亡率は2・5倍**
- 乳癌は5・68倍

・肺癌は2・17倍
・大腸癌は4・57倍

ほぼすべての癌について、代替療法を選んだ患者は早期に命を落としています。やはり**代替療法は最悪の選択**です。

さらに、以上の数値を5年生存率に換算すると、次のようになります。

・標準医療を選んだ患者の5年生存率は78・3%
・代替医療を選んだ患者の5年生存率は54・7%

そもそも代替療法に効果があるなら、標準治療として認められるはずです。その意味では当然の結果ですが、あらためて代替医療の危険性を数字で示した点で大きな意味があります。

近年では、若くして乳癌にかかった小林麻央さんが、標準治療を断り代替療法を使っていたケースが報じられました。確かに、いざ自分の体に癌が見つかれば、代替医療にすがりたくなってしまうのが人情でしょう。

しかし、代替療法は助けられたはずの命を奪います。ぐっとこらえて標準医療を選んでいただければと、切に思います。

第5章

金を出すと損をする13の健康商品

健康商品はムダだらけ

前章までは、危険性が高い薬やサプリについて、それぞれの理由をまとめてきました。そこでもうひとつ気になるのが、**世に出まわる健康商品の数々**です。その大半は中高年をターゲットにしたものが多く、「もの忘れがなくなる」「飲むだけで中性脂肪が改善」「関節の痛みが消える」といった宣伝で私たちを誘惑してきます。

それが事実なら素晴らしい話ですが、残念ながら、多くの健康商品には根拠がありません。その多くは、単にマウス実験で効果が出ただけだったり、ひとりの医者の体験談をもとにしただけだったりと、**現実には何の効果もない商品**

を高額で売りさばいているのが現状です。

もちろん、その多くは効果がないだけで、商品自体に危険性があるケースは少ないでしょう。しかし、こういった健康商品が問題なのは、**利用者がモラルハザードを起こしやすくなる点**にあります。自分は体に良いことをしているという安心感により、自らの不健康なライフスタイルを省みなくなってしまうのです。

実際、私の父も極端なヘビースモーカーでしたが、再三にわたって禁煙をすすめたものの「コエンザイムQ10を飲んでるから大丈夫」といって聞く耳を持たず、その結果60代半ばで肺癌にかかり他界しました。もっと強く注意すべきだったと後悔しています。

そこで本章では、大した効果がないにも関わらず、中高年に向けて高額で販売されている商品の数々を見ていきましょう。

損する健康商品1

マウスウォッシュ

■マウスウォッシュにまさかの健康被害が？

虫歯や口臭予防のためにマウスウォッシュを使っている人は多いでしょう。一見、なんの害も無さそうなアイテムですが、2017年にハーバード大学から衝撃の報告が出ました（1）。なんと、**マウスウォッシュを使い続けている人は糖尿病のリスクがはね上がる**というのです。

これは太りぎみの男女約1200人を対象にした研究で、糖尿病や心疾患にかかっていない人を3年にわたって追跡調査したもの。すると、マウスウォッシュをほとんど使わない人にくらべて、**マウスウォッシュを1日に2回以上使う人は糖尿病のリスクが55％もアップしていました**。驚きの結果です。

なぜマウスウォッシュと糖尿病に関係があるかと言えば、ズバリ「**口内の良い菌が死ぬから**」です。ハーバード大学の研究チームは、次のようにコメントしています。

「口の中には大量のバクテリアが住み着いている。このバクテリアは硝酸塩を亜硝酸塩に代謝する働きを持つ。口の中で生まれた亜硝酸塩は消化器官へ送り込まれ、一酸化窒素に変換される」

一酸化窒素は人体の働きに重要な役割を持つ物質で、代謝をコントロールしたり血流をアップさせたりと、いろんな仕事をしています。なかでも大事なのが体内のインスリン（血糖値を調整するホルモン）を調整する働きで、当然ながら、このバランスが崩れれば糖尿病の発症につながっていきます。

残念ながら、マウスウォッシュにふくまれる抗菌剤は、**良い菌と悪い菌を区別してくれません**。そのため、虫歯の原因となるバクテリアだけでなく、口の中の菌を手当たりしだいに殺していくのです。

このハーバード論文は観察研究なので、まだマウスウォッシュの危険性は確定したわけではありません。しかし、わざわざマウスウォッシュを買わなくても、日本には昔からオーラルケアに役立つ飲料が存在しています。それは、**緑茶です**。

緑茶がオーラルケアに役立つことを示したデータは多く、例えば2015年の実験では、緑茶とクロルヘキシジン（市販のマウスウォッシュに使われる殺菌剤）の効果を比べたところ、歯のプラークはどちらも同じように減っていました（2）。

また、2009年に九州大学が行った研究でも、**緑茶をよく飲む中高年ほど歯周病にかかりにくく、歯ぐきからの出血も少ない**傾向が見られました（3）。緑茶がオーラルケアに役立つ理由はまだハッキリしませんが、どうやら茶カテキンが悪い菌を抑えてくれるようです。**マウスウォッシュを使う前に、まず緑茶を飲むべき**でしょう。

損する健康商品2

サラダ油

■コレステロールがゼロだから体にいい？

サラダ油は、ドレッシングや炒め物、揚げ物などに用いられる料理油の総称です。その原材料は様々で、菜種、大豆、紅花、コーン、ひまわりの種など。一般的に「コレステロールゼロだから体にいい」と言われるキャノーラ油もサラダ油の一種で、アブラナ科の植物を使っています。

いずれも植物が原料なので、なんとなく体に良さそうなイメージがありますが、実はここ数年の研究により、サラダ油がとても体に悪いことがわかってきました。

その理由は、59ページの「フィッシュオイル」でも取り上げた酸化ダメージの問題です。大豆や菜種からできた油には酸化に弱い多価不飽和脂肪酸が多くふくまれており、**熱を加えると劣化してしまう**のです。

市販されるサラダ油の多くは、次のような手順で作られます（4）。

1・原料を有機溶媒につけて油を取り出す
2・高い熱を加えて有機溶媒を飛ばす
3・サラダ油の完成

このように、多くのサラダ油は製造の途中でしっかりと熱を加えており、その時点で、かなりの酸化ダメージが発生します。あえてイヤな表現を使うなら、**市販のサラダ油は店頭に並んだ時点で痛んでいる**とも言えます（加熱せずに作るサラダ油もあるので、すべてに当てはまるわけではありません)。

実際、サラダ油の害を示すデータは非常に多く、代表的な例をいくつかご紹介しましょう。

・2005年の調査では、**サラダ油の使用量が多い人ほど心疾患のリスクが上がる**傾向が確認された(5)。

・サラダ油に関する過去のデータをまとめた2015年の研究では、定期的に大豆油を使うほど心疾患リスクが上がることがわかった(6)。

どちらも実験室で行われた研究ではないので、科学的な証拠のレベルは少し落ちます。しかし、2015年の研究は、過去に出た大量のデータをまとめており、それなりに信頼度は高いと考えられます。

また一方では、酸化が少ない方法で作った「高オレイン酸大豆油」を使った場合は、逆にコレステロール値が改善するとの報告も出ています（7）。やはり問題は酸化ダメージなのでしょう。

この問題を解決するには、シンプルに**市販のサラダ油を止めてしまうのが一番**です。その代わり、多価不飽和脂肪酸の量が少ないオリーブオイル、パーム油、アボカドオイルなどを選べば、悪い油で寿命が縮むリスクを抑えられるはずです。

損する健康商品3

もの忘れの薬

■漢方薬で「もの忘れ」は改善するか？

最近、「もの忘れに効く薬」と言われる薬が話題です。ロート製薬の「キオグッド」、小林製薬の「ワスノン」、クラシエ薬品の「アレデル」などが代表的で、いずれも第3類医薬品に指定されています。1カ月分の値段は4～5千円ぐらいが相場です。

それぞれ商品名は違いますが、すべてに使われているのは「**オンジエキス**」という成分。漢方の世界では昔から「記憶力アップ」に使われてきたハーブで、動物実験などでは「マウスの頭が良くなった」などの結果が出ています。事実なら高齢者には嬉しい話ですが、実際はどうなのでしょうか?

まず前提として、いまのところオンジエキスの実験ではパッとした結果が出ていません。たとえば65才以上の高齢者53人を対象にした実験では、1回100㎎のオンジエキスを1日3回ずつ飲むように指示しました(8)。

そのうえで8週間後に認知機能の差をチェックしたところ、オンジエキスを飲んだ参加者は、**認知症テストや単語を思い出す能力など、いずれも特に変化はありませんでした**。

さらに、もうひとつ健康的な男女48人を対象にした実験でも、参加者に同じ量のオンジエキスを4週間ほど飲ませたものの、やはり言葉を思い出す能力は何も変わらないまま(9)。空間的な記憶(「なにがどこにあったか」を覚える能力)には多少の向上がみられたようですが、残念ながら、**その効果は20分もしたら消えてしまった**そうです。

つまり、オンジエキスが記憶力を上げるかどうかはまだわからず、もし「もの忘れ」が改善したとしても、その効果は20分と続かない可能性が大きいわけです。

正直、この程度のデータ数で1カ月に4〜5千円を費やすべきだとは思えません。

損する健康商品4

甘酒

■甘酒は「飲む点滴」って本当？

甘酒が人気です。健康番組や雑誌などでは、「病院の点滴と同じぐらい栄養価が高い」、「コウジ酸のおかげで美肌になれる」などと盛んに宣伝されています。日本古来の伝統的な甘味飲料に、果たしてそこまでの効果があるのでしょうか？

まず、「甘酒は点滴と同じぐらいの栄養価」という説はどうでしょう。この主張の問題点は、そもそも**点滴には別に栄養があるわけではない**ところです。

点滴とは、病気中の脱水を防ぐために使われる装置です。腸炎などのせいで何も食べられなくなった人が使うものであり、**一般人の栄養補給に役立つようなものではありません**。

実際、100gあたりのビタミン、ミネラル、アミノ酸の量を見ると、甘酒よりも卵のほうが栄養価は優秀です。栄養補給のために、わざわざ甘酒を使う理由はないと言えるでしょう。

同じように、「甘酒にふくまれるコウジ酸で美肌になれる」といった説にも根拠はありません。

確かにコウジ酸にはメラニンの生成を抑える働きがあり、肝斑《かんぱん》に効くといったデータも存在しています（10）。しかし、実はそもそも甘酒にはコウジ酸がほとんどふくまれていないのです。

2003年に行われた薬事・食品衛生審議会では、次のような発言が出ています（11）。

「製麹時にコウジ酸が産生されたとしても、醸造中に微生物、酵素などの影響により分解されるため、**最終製品中にコウジ酸が残存する可能性は少ない**」

どうやら、甘酒で美肌が手に入ることはなさそうです。

考えてみれば、甘酒とは発酵したお米を水で薄めた飲み物に過ぎず、そこまでの栄養価があるはずはありません。

それにも関わらずメディアで甘酒がもてはやされるのは、森永製菓が定期的にプレスリリースを出しているからです。同社は毎年のように自社で実験をくり返しており、「甘酒でニキビや目の下のくまが改善した」などの発表を行っています（12）。

が、残念ながら森永製菓によるデータは、正式な学術誌に発表された論文ではないため、科学的な信頼性はありません。甘酒は、あくまで嗜好品として楽しむべきでしょう。

損する健康商品5

ローヤルゼリー

■ローヤルゼリーは長寿の秘薬？

ローヤルゼリーは、働き蜂が体内で合成する白い液体を使った商品です。タンパク質、ビタミン、ミネラルが豊富なため、昔から定番の健康食品として扱われてきました。

一部では「長寿に効く」などと言われるほど評価が高く、海外では「ローマ教皇の病気が治った」といった噂まで流れ、サプリの売れ行きが急増したそうです。

では、実際の効果がどうかというと、**まだこれといった研究がない**のが現状です。「完全に無意味」とは言い切れないものの、わざわざ高い金を出すほどの価値は感じられません。

具体的に、いくつかの研究を見てみましょう。

- 56人の男女に1日3gのローヤルゼリーを飲んでもらったところ、6カ月で血糖値がやや改善。しかし心肺機能には変化がなかった(13)。
- 5件のデータをまとめたところ、1日100〜500mgで総コレステロールが10%ほど低下することがわかった(14)。

以上の数字だけを見ると、つい「効果がありそうだな……」と思われるかもしれません。

しかし、これらのデータは、あくまで統計的に差が出ただけの話。ローヤルゼリーによって期待できる変化は、**正直なところ毎日1杯のお茶を飲んだ場合と大差がありません**。緑茶にも、コレステロールの低下や血糖値の改善効果は認められているからです。

また、これらの研究を受けて、2010年にはアメリカ食品医薬品局が、ローヤルゼリーをあつかうサプリメーカーに対して、**販売差し止めの措置**を行いました(15)。現時点で、ローヤルゼリーには多くの会社が宣伝しているような効果がなく、法律違反だというのです。

現在、日本でローヤルゼリーのサプリを買うと、だいたい1カ月で5~6千円はかかります。それだったら、もっと簡単に手に入る緑茶を毎日飲んだほうが安上がりでしょう。

損する健康商品6

青汁

■青汁に使われる野菜の量は実は少ない

数ある健康食品の中でも、今も高い人気をほこるのが「青汁」です。大麦若葉、ケール、明日葉といった緑色野菜をしぼってエキスを抽出し、野菜にふくまれるビタミンやミネラルを手軽に摂取できるように加工した、定番の健康アイテムです。

メーカーは「これを飲めば野菜不足が補える」といった宣伝を行い、体に良さそうなアピールに余念がありません。果たして、青汁にはどれだけ買う意味があるのでしょうか？

そもそも「青汁」とは、ケールや大麦若葉、明日葉といったを原材料を熱風などで水分を飛ばし、ここにコラーゲンや食物繊維などを組み合わせて粉末にしたものです。

その成分は材料によって異なりますが、基本的には、ビタミンC、ビタミンB群、ビタミンA、各種ミネラル、カルシウム、カリウムなどがふくまれています。というと、いかにも大量の野菜が摂れそうに思えますが、実は多くの青汁で使われている原材料はさほど多くはありません。

こちらもメーカーによって野菜の量は違うものの、**大半の商品は乾燥前の野菜20～35ｇにしか相当しません**。大量の野菜を使ったと宣伝する商品でも、100ｇぐらいが関の山です。

■普段の食事にトマトを1個足せば青汁は不要

つまり、ほとんどの青汁にふくまれる野菜は、1個20gのプチトマトと同じぐらい。原材料が多い商品でも、1本が50～200gのニンジンと大差がありません。

さらに、青汁から摂れる食物繊維も大した量ではなく、多くの商品は、およそ0・5～3gしか含まれていません。厚労省が推奨する食物繊維の摂取量は1日に男性が20g以上、女性は18g以上ですから、**これであたかも「1日分の野菜が摂れる」かのように宣伝するのは問題がある**でしょう。

「それでも手軽に栄養が補えるのはうれしい」という意見もあるでしょうが、現在、国が勧める野菜の摂取量は1日350gほど。これぐらいの野菜であれば、普段の食事にトマト1個やキュウリ1本などを増やすだけでも十分に達成できます。わざわざ青汁を買うほどのメリットはありません。

損する健康商品7

ヒアルロン酸

■ヒアルロン酸は狙った部位に届かない

ヒアルロン酸は、美容の世界でおなじみの健康成分です。「天然の保水成分」と呼ばれ、関節痛やドライアイの緩和、美肌維持などの効果があるとして、中高年を中心に高い評価を得ています。

なかでも有名な商品は「皇潤」で、中高年の悩みに効くと定評があります。

実際には、どれぐらいの効果があるのでしょうか？

第一に、人間の関節は年齢とともにヒアルロン酸が減り、滑らかさがなくなっていきます。これは多くの研究で証明された事実で、医療現場でもヒアルロン酸は関節痛の治療に使われているほどです。

しかし、ここで問題なのは、ヒアルロン酸を口から飲んだとしても、胃酸で溶けてしまうこと。**分解されたヒアルロン酸は体内に拡散し、関節はもちろん、肌や目といった特定の部位に届きません**。

医療現場で使われるヒアルロン酸は、注射で直に患部へ成分を送り込むもの。あくまで口から飲ませる治療は行われておらず、「飲むヒアルロン酸」といった商品に関しても、国の機関が「効果不十分」との判断を下し、特定保健用食品には認定されていないままです（16）。

この話は医療関係者の間では常識ですが、日本ではサプリメーカーなどの縛りが強いせいか、雑誌やテレビではほとんど紹介されません。ヒアルロン酸について報じたことがあるのはNHKぐらいで、例えば2009年に放送された「名医にQ」では、現役の医師たちが「口から飲んでも効果はない」と断言しています(17)。

中高年の間で「皇潤」の評判が高いのは、たんに思い込みのせいでしょう。わざわざ買う必要はありません。

損する健康商品8

セサミン

■セサミンで年を取っても活動的になれる?

セサミンは、ゴマにふくまれる健康成分です。高い抗酸化パワーを持つとされ、これを飲むと血液がサラサラになったり、年を取っても活動的になれたりするとして、サントリーなどが中高年に向けたアンチエイジング用のサプリを販売しています。

しかし、大手メーカーが力を入れているわりに、いまのところセサミンの研究成果はかんばしくありません。

例えば、もっとも信頼度が高い論文として、2016年に行われた研究があります（18）。1960年代～2015年の間に行われたすべてのセサミン研究から、質が高い10件のデータをまとめたものです。

その結果、**セサミンに総コレステロールや悪玉コレステロールを改善する作用は認められませんでした**。血中の中性脂肪には多少の変化がありましたが、その数値は個人差が大きすぎるため、とても実用的とは言えません。

また、ほかの実験でもセサミンの効果にはバラつきがあり、どうにもハッキリしないのが現状です。

具体的には、リウマチの患者に1日200mgを飲ませた実験では、6週間が過ぎても悪玉コレステロールには変化がありませんでした（19）。

オーストラリアで行われた別の実験でも、肥満の男女に1日25gのゴマを食べ続けさせてみたものの、体内の酸化レベルや炎症への影響は認められませんでした（20）。

まだ「セサミンは無意味」と断言できるレベルではありませんが、とりあえずメーカーが宣伝するほどの効果がないのは確実です。

そもそも、わざわざ高価なセサミンサプリを買うぐらいなら、**普通にゴマを食べればいいのではないでしょうか？**

損する健康商品9

プラセンタ

■プラセンタは若返りの万能薬か？

プラセンタは、おもにブタなどの胎盤から抽出した成分。体の治癒力を高めて、疲労、アレルギー、シワ、肌荒れ、肝炎など、様々な症状に効くと言われています。

芸能人にも愛好家が多く、若返りや発毛のために使っている俳優やタレントも多いと言われ、ほとんど万能薬のような扱いです。確かに「胎盤」と言われると神秘的なパワーがありそうな気もしますが、実際のところはどうなのでしょうか？

結論から言えば、論文を調べてみると、プラセンタが効くという証拠はどこにもありません。というのも、**プラセンタを健康や美容のために使っているのは日本と韓国がメイン**で、世界的にはほとんど研究例がないからです。

有名なのは韓国で行われた臨床テストで、プラセンタ注射を行った80人の女性を調べたところ、疲労と更年期障害が軽くなったとの結果が出ています(21)。研究者によれば、「プラセンタにふくまれる免疫性の物質が効いているのかもしれない」とのことですが、具体的なメカニズムまではハッキリとわかっていません。

■プラセンタエキスには被害事例も多い

ただし、これはあくまでプラセンタ注射の話。薬局などで手に入るプラセンタエキスのように、口から体内に取り込む商品については、**信頼できる研究はゼロに近い**のが現状です。そもそも、プラセンタにどのような成分が入っているのかすら現時点ではハッキリしておらず、体内でどのような作用が起こるかもわかりません。

実際、プラセンタについては、過去に副作用の例がいくつか報告されています。例えば2009年には、若返りのためにプラセンタエキスを飲み続けていた70歳の女性に、皮膚が硬くなる症状が発生(22)。健康のためにブタのプラセンタサプリを2年ほど摂り続けた52歳の女性も、1カ月にわたって肺炎が続く事態になったとのことです(23)。

要するにプラセンタエキスには、健康や若返りのために効くという証拠がほとんどないうえに、**深刻な副作用を起こす可能性があります**。更年期障害用のプラセンタ注射は別として、抽出エキスは決して気軽に飲むようなものではありません。

損する健康商品10

栄養ドリンク

■ 栄養ドリンクでは元気になれない

「栄養ドリンク」は、体が疲れたときの栄養補給や滋養強壮などのために販売されている飲料の総称です。毎日の疲れが取れないときなどに、つい手に取る方も多いでしょう。

商品の種類は様々ですが、昔から有名なのは「ユンケル黄帝液」や「ゼナ」などです。どちらも洋サンザシやムイラプアマのような生薬や、ビタミンBといった健康成分が配合され、いかにも飲むだけで元気が出てきそうな印象があります。

しかし、**実際のところ「栄養ドリンク」で元気にはなれません。**

例えば「ユンケル黄帝液」の場合は、ローヤルゼリーやサンザシといった成分が配合されています。

ローヤルゼリーについては160ページで説明したとおり、いまのところ信頼できる実証データはゼロです。また、サンザシは「心疾患に効果がある」との報告はあるものの、しばらく飲み続けないとなんの意味もないことがわかっています（24）。

■栄養ドリンクで頭がシャキッとする理由とは？

そうは言っても、「栄養ドリンクを飲んだら確かに元気になった」という経験を持つ人は多いでしょう。あのシャキッとした感覚は、いったいどこから来るのでしょうか？

その答えは、多くの「栄養ドリンク」には、**無水カフェインとパントテニールアルコールがふくまれている**からです。

具体的には、「ユンケル黄帝液」には、10㎎のアルコールと50㎎のカフェインが配合されています。これを同時に飲むことで脳と全身の血のめぐりが一時的によくなり、急にシャキッとしたような気分を感じられるわけです（25）。

しかし、本当に体が健康になったわけではないため、その効き目はあくまで数時間ほどしか続きません。いったんカフェインが切れてしまえば、体の血流をムリヤリ上げたせいで、飲んだ前よりも疲労感に襲われる可能性があります。

さらに、カフェインには耐性があるため、飲めば飲むほど栄養ドリンクの効き目は激減。やがて**何を飲んでも頭はシャキッとしなくなっていく**でしょう。

こうなっては本末転倒です。

多くのデータによれば、2週間ほどカフェインを完全に断たなければ耐性は回復しません（26）。もし普段から栄養ドリンクを多く飲んでいる人は、ぜひ一回は「**カフェイン断ち**」にチャレンジしてみましょう。

■栄養ドリンクのビタミンB群には注意

もうひとつ、「ユンケル」と並ぶ定番の栄養ドリンクである「ゼナ」シリーズにも触れておきましょう。

こちらは大正製薬が開発した商品で、南米アマゾン原産である「ムライプアマ」という生薬を配合しています。いかにも元気になりそうなイメージですね。

が、残念ながら、やはりムイラプアマにも人間への効果を実証した研究は存在していません。一般的には「ストレスをやわらげる効果」や「精力の増強効果」があると言われる生薬ですが、いずれも精度が高い実験では否定されているのが現状です（27）。

かろうじて、２００７年には「ムイラプアマを飲んだ男性の短期記憶が改善した」との報告が出ていますが、この実験では、体重68キロの男性に１１００～３３００㎎ものムイラプアマを飲ませています（28）。ゼナ１本分のムイラプアマ（３００㎎）では、まったく用量が足りません。

ちなみに、多くの栄養ドリンクにはビタミンＢ群が含まれているケースが多いのもの難点です。67ページで詳述のとおり、ビタミンＢ群はリスクが大きい成分のひとつ。栄養ドリンクに使われるビタミンＢ群は大した量ではありませんが、あえて飲む必要もないでしょう。

損する健康商品11

イチョウ葉エキス

■本格的な認知症には良い影響がありそうだが…

中高年になると、何となく記憶力が下がったり、頭の回転が下がったような気になるもの。そんな弱みにつけこんで、「脳機能アップ」の効果を宣伝するサプリもいくつか発売されています。

なかでも有名なのが「イチョウ葉エキス」でしょう。その名のとおりイチョウの葉から成分を抽出したもので、「ギンコビロバ」や「ギンコバ」といった名前の商品も仲間のひとつです。

ここまで本書を読まれた方は「どうせ頭をよくするサプリなんてないんでしょ?」と思われるでしょうが、イチョウ葉エキスに関しては、そうとも言い切れない面があります。なぜならイチョウ葉エキスは、**高齢者の認知力低下には効く可能性が高い**からです。

現時点で、もっとも精度が高いのは、2009年にイタリアのパヴィア大学が行った研究です(29)。これは、過去に行われた1109件ものイチョウ葉の実験から、「頭に良い影響はあるのか?」という疑問に的を絞って大きな結論を出したもの。科学的な信頼性はかなり高いと言えます。

分析の結果は、以下のとおりでした。

- 認知症や統合失調症には良い影響が認められた
- ADHDや不安症などに効くかはデータが不十分

記憶力の減退や認知の低下が始まった高齢者なら、だいたい1日に240〜

360㎎のイチョウ葉エキスを飲んだ場合に変化が起きるようです。もし認知症の診断が下ったら、医師と相談のうえで標準治療のサポートに使うのは良いかもしれません。

■健康な中高年がイチョウ葉エキスを飲んでもムダ

ただし、ここで多くの人に興味があるのは、「最近なんだか頭の回転が落ちてきたなぁ」ぐらいの人が、イチョウ葉エキスで改善するのか？　という点でしょう。

果たして、イチョウ葉エキスを飲めば、頭が良くなるメリットは得られるのでしょうか。

幸いにも、この問題についても優れた研究が出ています（30）。これはイギリスのハートフォードシャー大学が約2500人のデータを精査し、より信頼のおける結論を導き出したもの。まだ脳の機能が低下していない中高年が、本当にイチョウ葉エキスで頭が良くなるか？　を調べています。

この研究でチェックしたのは、以下の3ポイントです。

- 記憶力は上がるか？
- 集中力は上がるか？
- 脳の実行機能は上がるか？

脳の実行機能は、ちゃんと目標と計画を立ててやり遂げる能力のこと。仕事でもプライベートでも絶対に必要な機能です。

さて、分析の結果は次のようなものでした。

「健康な成人に対して、イチョウ葉エキスが認知機能を高める効果はなにも確認できなかった」

いくらイチョウ葉エキスを飲もうが、もの覚えは良くならず、集中して仕事を続ける能力も上がらなかったようです。特に普通の人であれば、イチョウ葉エキスを飲む意味はありません。

損する健康商品12

グルコサミン／コンドロイチン

■どちらもすでに完全否定された成分

テレビＣＭでおなじみのグルコサミンとコンドロイチンは、どちらも軟骨の成分をサプリにした商品です。これを飲むと軟骨が強化されて、結果として関節の痛みが減ると言われます。

中高年になると、ヒジやヒザの痛みを覚えるケースが増えるもの。サントリーや資生堂といった企業からも商品が発売されていますが、果たしていかほどの実力があるのでしょうか？

サプリで関節の痛みがやわらぐならありがたいですが、残念ながらそんな上手い話はありません。

確かに、グルコサミンとコンドロイチンはどちらも関節の軟骨部に多くふくまれる成分ですが、だからといって口から飲んだサプリが、そのまま軟骨になるわけではないからです。

食事と同じように、グルコサミンとコンドロイチンも**いったん消化器官で分解され、その後で体内に散らばってしまいます。**

実際、このサプリには批判も多く出ています。
最近もっとも徹底的な批判を行ったのは、2010年にスイス・ベルン大学が行った研究でしょう(31)。過去のグルコサミンとコンドロイチン研究から質が高い約4千人分データを調べ直したところ、「**まったく効果はない**」との結論が出てしまったのです。

調査を行ったピーター・ジュニ教授は次のように言います。

「プラシーボとくらべて、グルコサミンとコンドロイチンには、関節の痛みを減らすことも、関節の状態を改善する効果も認められなかった。健康保険会社は、**グルコサミンとコンドロイチンを使った治療への資金提供をやめるべきだろう**」

一般的に、科学論文でここまで厳しい言葉が使われるケースは多くありません。まさに完全否定と言っていいでしょう。

損する健康商品13

磁気治療

■磁気で本当に痛みはやわらぐのか？

健康アイテムの世界では、磁気を使ったグッズが人気です。磁気ネックレスやブレスレットなど様々なアイテムが出ていますが、もっとも定番なのは「ピップエレキバン」でしょう。

永久磁石を使った商品で、磁気の力が体内の成分に働きかけて血行を改善。肩こりや筋肉痛といった症状に効果があると言います。

同様の商品には磁気ネックレスなどがあり、1990年代ごろからスポーツ選手の間でブームになったあと、いまでは痛み治療の定番として広く使われています。メーカーの宣伝文句によれば、磁気治療は長年の研究とテストで効果が確認されており、厚生労働省から「医療用具」の許可も得ているのだとか。果たして磁気系の健康商品は、本当に効果があるのでしょうか?

■磁気が効くと言ってるのはメーカーだけ

実は、いまのところ**「磁気が効く」と主張しているのは、磁気治療グッズを出しているメーカーしかいません**。

というのも、磁気治療の効果については1990年代の後半から何度も実験が行われており、結果を出したケースは1件もないからです(32)。

なかでも決定的なのは、2007年に行われた大規模な調査でしょう(33)。過去に行われた29件の実験データをまとめた労作で、現時点でもっとも科学的に信頼がおけるデータになっています。その結論は、次のようなものでした。

「**磁気が痛みに効くという科学的な証拠はまったくない。そのため、磁石は効果のある治療法として勧められない**」

どうやら、磁気治療には何の効果もないようです。

実際、「磁気が痛みに効く」との結果が出たデータは、いずれも磁気商品を販売するメーカーが行った実験だけです。ちゃんとした科学実験の世界では、磁気治療は完全に否定されているのです。

そもそも、本当に磁気の力で血行が良くなるなら、磁石を置いた部分の肌が赤みを帯びるはずでしょう。この現象が起きないだけでも、磁気アイテムの怪しさがよくわかります。

磁気で痛みが減ったと感じるのは、あくまで脳の思い込みに過ぎません。それが悪いとは言いませんが、個人的には、ただの思い込みに金を出すのは避けたいところです。

第6章

結局、私たちは何をすればいいのか？

本当に必要なのは3つだけ

ここまで本書では、服用の危険性が高い薬やサプリ、モラルハザードの危険が大きい健康アイテムを紹介してきました。**基本的に大半のサプリには効果がありませんし、流行りの健康法はほぼムダですし、薬も飲まないにこしたことはありません**。

しかし、そこで誰もが思うのは、「それではどうすればいいのか？」ということでしょう。薬は根本的な解決にはならず、大半のサプリや健康法も無意味だというなら、いったい私たちは何をすればいいのでしょう？

幸いにも、ここ数年はアンチエンジングの研究が大きく進んだため、「**中高**

年が健康に暮らすためには何をすべきか？」について、科学的に信頼できる答えがわかってきました。

私たちが行うべきは、以下の3つです。

1・良い友達を作る
2・カロリーの「質」にこだわる
3・歩く！　歩く！　歩く！

正直なところ、以上のポイントを押さえない限りは、どんな健康法を実践しようが焼け石に水。逆に言えば、この3つさえ実践できれば、幸福な暮らしの大半は達成できてしまいます。

それでは本書の最後に、本当に健康で幸福に暮らすための科学的なポイントを見ていきましょう。

やるべきこと1

良い友人を作る

■真に健康に暮らすための最重要ポイントとは？

健康な暮らしに必要なものは何かと聞かれれば、誰もが食事、睡眠、運動などと答えるでしょう。

もちろん、この3つが大事なのは言うまでもありませんが、真に幸福で健康な暮らしを送るために必要なポイントは他にあります。

それは、**「人間関係」**。友人、家族、知人、職場の同僚、近所で暮らす顔見知りなど、身近な人たちとどれだけ親密な人間関係を築けるかどうかに、あなたの健康レベルは大きく左右されるのです。

その事実を確認したのが、アメリカのブリガムヤング大学による研究です(1)。これは約30万人の中高年を7年半ほど追いかけた健康調査で、分析の結果、「**友人との関係がいい人は、友人がいない人にくらべて全死亡率が50%も下がる**」という傾向が出ました。

この数値は、太った人がダイエットに成功したときや、いつも家でゴロゴロしていた人が運動を始めたときに得られる健康メリットよりも上になります。**ダイエットや運動の前に、人間関係を改善したほうが寿命は伸びる**、というわけです。

ちなみに、この効果を得られるのは中高年だけではなく、収入や社会的な地位などとも関係がありません。データによれば、老いも若きも男も女も、金持ちも貧しい人も、すべての人たちに対して「良い友人」はメリットをもたらすのです。

■「血は水よりも濃い」は間違いだった

さらに、もうひとつおもしろいのが、「**長寿への影響がもっとも大きいのは親友である**」とのデータも出ている点でしょう。自分の子供、家族、親戚などの肉親より、心から通じ合えるような親友がひとりいたほうが、よほど体にはいいようなのです（もちろん家族関係も大事ですが）。

研究者の試算では、いままで孤独だった人がひとりの親友を作っただけで、**最大で寿命が15年も延びる**とのこと。つまり、「血は水よりも濃い」というフレーズは健康の視点からは大間違いで、「袖振り合うも多生の縁」を大事に生きていくほうが正しいわけです。

寿命を延ばす要素ランキング

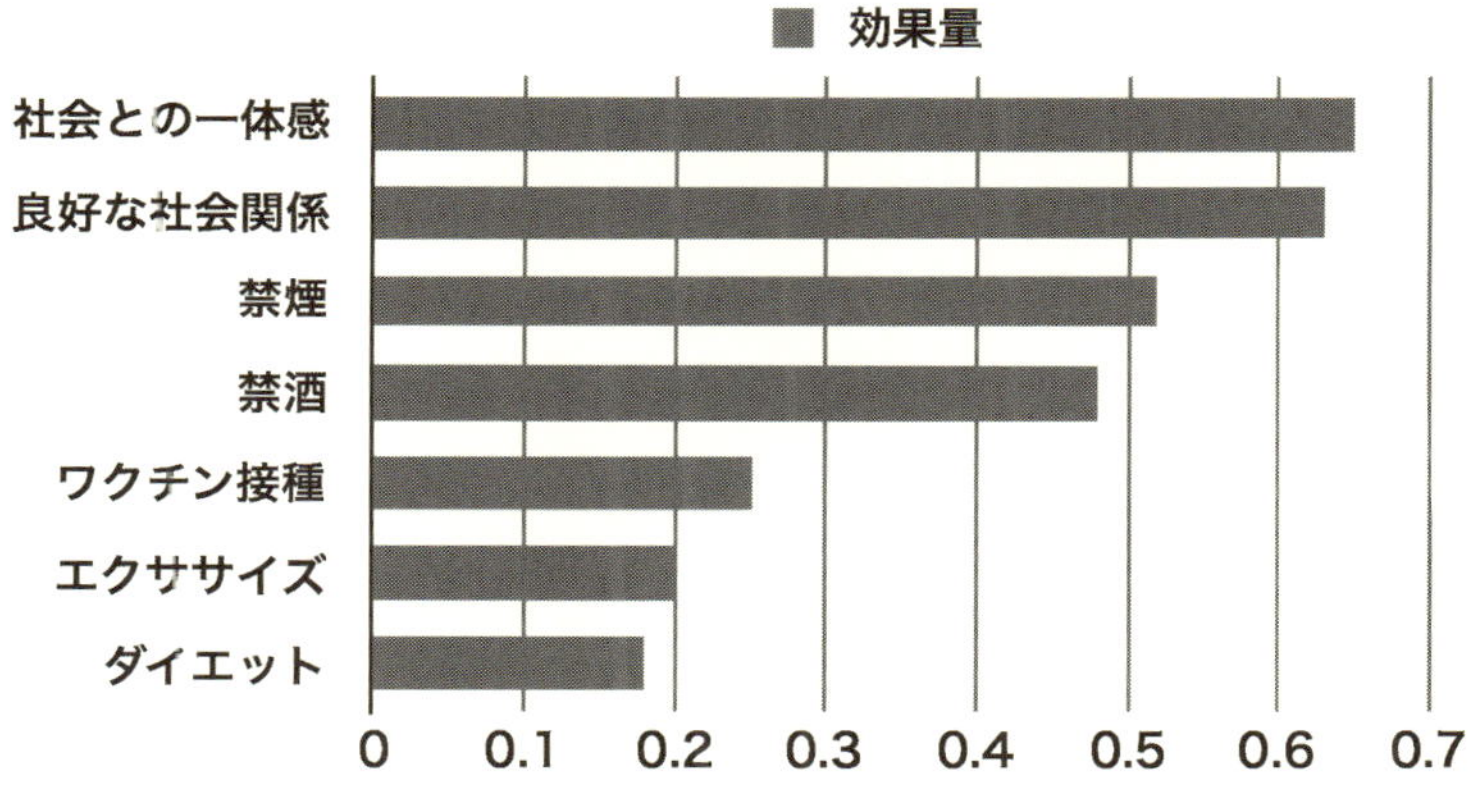

ちなみに、この研究で判明した「**寿命を延ばす要素**」をランキングにしたのが上の表です。

「効果量」はなじみがない言葉かもしれませんが、その名のとおり効果の大きさだと考えて構いません。普通は、この数字が0・2より下だと「あまり効果がない」と考えられ、0・5〜0・8の間だと「なかなかの効果だ」と考えらます。

グラフを見れば、「人間関係」の凄さは一目瞭然でしょう。禁煙や禁酒よりも効果が大きいのだから、まずはここを改善するのが健康への最短ルートなのは間違いありません。

まさに**友人は百薬の長**。いま親友がいる方は、ぜひそのままの関係を大事になさってください。

■友人で寿命が延びる理由とは？

「人間関係」が健康レベルを左右するのはなぜでしょうか？

その答えは、**人間が異常に「孤独感」に弱い生き物だから**です。もともと、ひとりぼっちには不健康そうなイメージがありますが、そのダメージは想像をはるかに超えます。

先に取り上げたデータでは、孤独の具体的な悪影響のレベルも数字で出しています。具体的に紹介しましょう。

- **孤独感は早死にの確率を26％高める**
- 社会から離れて暮らすと早死にの確率が29％高まる
- 一人暮らしは早死にの確率が32％高まる

恐ろしいことに、この数字は**肥満による死亡リスクとほぼ変わりがありません**。友人がいないだけで、あなたの死期は早くなるのです。

ここまで孤独が体に悪い理由は簡単。「ひとりぼっち」の寂しさが、私たちの心に大きなストレスをあたえるからです。

そもそも人類は、原始のサバンナやジャングルを生き抜くために、お互いに助け合いながら暮らしてきました。その結果、私たちの心は「信頼できる他人」がいないと極端に不安になってしまうようになり、**孤独に耐えられない生き物に進化した**のです。

そのため、いったん孤独を感じると、私たちの体はストレスで少しずつむしばまれていき、やがて鬱病、心疾患、アレルギーといった症状につながっていきます。

近ごろは「孤独死」という言葉をよく耳にするようになりました。親しい人間関係が失われつつある現代では、**まずは孤独感を癒やすことこそが、真の健康を手に入れる最初の一歩**になるでしょう。

■すぐに友人を作る最高の方法はこれだ！

しかし、急に「人間関係を改善しよう」と言われても、困ってしまう人は少なくないでしょう。果たして、この問題については、科学的な答えがあるのでしょうか？

そこで紹介したいのが、２０１６年に発表された論文（２）。ハーバード大学の研究チームが、「中高年が満足した暮らしを送るにはどうすればいいのか？」という疑問について調べたものです。

ここで研究チームは、中高年の男女に、３つの「習い事」を７カ月間だけ続けるように指示しました。

1・合唱
2・美術
3・創作文芸

参加者はみんな「習い事」の未経験者で、合唱やアートに興味を持っていた人はいません。それにも関わらず、実験が終わるころすべての参加者に大きな変化が現れました。みんな**生き生きとした表情になって幸福度が向上し、さらには体調まで改善した**のです。

ハーバード大学の研究チームは言います。

「参加者たちは自信が増し、人生をコントロールしているという感覚を得られ、新たなチャレンジに向かうモチベーションもアップした。（中略）また、自分が参加したクラスへの所属感が大きくなるほど、健康と幸福になる現象が確認された」

自分が入ったクラスに対して愛着がわくほど、参加者は健康になりました。特に興味がない習い事でも、とりあえず**何かのグループに参加すれば、人間関係の改善効果は得られる**ようです。もう少し研究の積み重ねは必要ですが、試して損はないでしょう。

また、この実験で使われた3つのなかでは、**「合唱」に参加した中高年がもっとも健康で幸せになった**ところもポイントでしょう。合唱のクラスには「全員で歌を歌う」という行為がふくまれるため、他のグループよりも関係を結びやすかったようです。

もちろん、基本的には自分の好きなサークルやクラスに参加するのがベストですが、特に趣味がない場合は、音楽やスポーツのように、**みんなで同じ行動を取れるもの**を選べばＯＫ。それだけで、あなたの幸福と健康は確実に改善するでしょう。

やるべきこと2
カロリーの「質」にこだわる

■カロリー量や三大栄養素よりも大事なこと

健康的な食事を目指そうとするとき、多くの人が考えるのは「カロリー制限」や「脂肪や糖質を減らす」などでしょう。確かに、体型を変えるにはカロリーを減らすしかありませんし、過剰な脂肪や糖質を減らすにこしたことはありません。

しかし、近年の科学で重視されるのは、実は**「カロリーの量」**よりも**「カロリーの質」**です。量より質にこだわることこそが、健康への近道だと考えられているのです。果たして、「カロリーの質」とはなんでしょうか？

2015年、アメリカのイエール大学から、**「一番健康にいい食事法を決めることはできるのか？」**というタイトルの論文が出ました（3）。

これは、食事法について調べた過去の実験データを端から集め、そのなかから、**健康のためにもっとも重要な要素**をより分けたもの。ここで比較された食事法は、次のようなものです。

- **糖質制限食**：炭水化物を減らす
- **低脂肪ダイエット**：脂肪を減らす
- **バランスダイエット**：1日に必要なだけの栄養素をまんべんなく摂る

・**ベジタリアン**：　おもに野菜だけを食べる
・**その他の流行したダイエットなど**：　グルテンフリー、ローフードダイエット、マクロビオティックなど

要するに、糖質制限やバランス食といった食事法のなかから、「**もっとも病気にならず健康に過ごせる方法**」を選んだわけです。調査した論文の数は167件にものぼり、データの信頼性は高いと言えます。

■最強の食事法に共通する3つのポイントとは？

それでは、まず研究チームの言葉を引用します。

「いまの社会では、食事はとても重要な要素だ。ちゃんとした食事は寿命を延ばし、病気のリスクを大幅に減らし、さらに遺伝子の働きも改善してくれる。

そんな状況のなかで、いろいろな食事法がメリットを競い合っているが、科学的な証拠をベースに考えれば**実はどの食事法も基本はほぼ同じだ**」

世間で人気の食事法には、それぞれ良い点と悪い点があります。たとえば、糖質制限が意外と危険だったり、ベジタリアンに栄養不足の危険性があるのは第4章でお伝えしたとおりです。

しかし、科学的なデータをしっかりとより分ければ、すべての食事法に共通する重要なポイントは限られます。そこさえ押さえてしまえば、他のことは気にしなくても十分に健康になれる、というわけです。

それでは、**すべての食事法に共通する最重要ポイント**とはなんでしょうか？

結論は以下の3つです。

ポイント1：　自然のままの素材から作られた食事ほど良い

＝あまり加工されていない食べ物ほど健康になれます。

ポイント2：野菜が多い食事ほど良い
＝特に葉菜類を豊富に食べるのがポイントです。

ポイント3：肉と魚は品質のよいものを厳選する
＝肉と魚の質は、動物の生育環境に大きく左右されます。

とにかく野菜を中心にしつつ、良い肉と魚を選び、できるだけ自然のままの食事をするのがベストだというわけです。ある意味で平凡な結論ですが、そのぶん感覚的に受け入れやすいのではないでしょうか。

この食事法を、イエール大学の研究チームは「**カロリーの質を高める**」と表現しています。再び研究者の言葉を引きましょう。

「カロリーは大事か？と尋ねる人は多い。もちろんカロリーは大事だが、この質問はやや見当違いだろう。本当に重要なのはカロリーの質だ。**質の高いカロリーを摂ることが、おそらくは唯一にして最高の食事法**なのだ。

決して、脂肪は私たちの敵ではない。砂糖や小麦といった穀物も悪者ではない。特定の間違った食事法があるわけでもないし、絶対に体にいいという食品や栄養があるわけでもない。おもに野菜を中心に、未加工の食品を食べること。**それだけで約8割の慢性病を減らせる**だろう」

確かに、いくら炭水化物や脂肪の量を減らしても栄養バランスの悪い食事が治るわけではありません。逆に言えば、炭水化物や脂肪を増やしながらバランスの良い食事をすることも可能でしょう。

カロリーや三大栄養素のバランスを気にする前に、**まずは自然に近い食事を意識するほうが先**なのです。

が、ここで「自然に近い食事ってどう判断すればいいの?」という疑問を持った方も多いでしょう。いまコンビニやスーパーに並ぶのは、カラフルなパッケージに包まれた加工食品ばかり。どこまでがOKなのかを判断するのは簡単ではありません。

そこで、ここでは加工食品のレベルをご紹介します。基本的には、**加工度のレベルが高い商品ほど健康の維持には良くない**ため、できるだけ減らしていくのが無難です。

- **加工レベル1**：生の野菜や肉、魚などの生鮮食料品。カット野菜やローストナッツのように、最低限の処理をしたものもふくまれる。
- **加工レベル2**：栄養や新鮮さが残った状態でパッケージされたもの。トマト缶、サバ缶、冷凍フルーツなどがふくまれる。
- **加工レベル3**：素材に後から味や食感を付け足したもの。人工甘味料、オイル、着色料、保存料など。

・**加工レベル4：**　包装から取り出してすぐに食べられる、または最低限の調理で食べられるもの。スナック菓子、冷凍食品、ランチョンミートなど。

以上のガイドラインに従って、**できればレベル1～2までの食品だけで暮らすのが理想**です。

この基準からすれば、例えばコンビニのカットサラダはレベル1なので合格。いっぽうでスナック菓子やゼリーなどはレベル4なので失格。いくら「体にいい」と宣伝されていようが、「カロリーメイト」のような健康食品もNGです。

もちろん、これで完璧《かんぺき》にカロリーの質を判断できるわけではありませんが、あまり神経質にならなくて構いません。ストイックにやりすぎてもストレスがたまってしまうので、**全体の食事の8割ぐらいをレベル1～2の食品で済ますように心がければOK**です。

ほうれん草や小松菜など、緑色の野菜を普段の食事に増やすだけでも、あなたの体は自動的に決められた仕事をするようになり、病気の発症率は大きく下がります。この基本さえ守れば、もうメディアの情報にまどわされることもなくなるでしょう。

やるべきこと3
歩く！　歩く！　歩く！

■なぜ「歩く」だけで健康になれるのか？

世の中には様々な運動法があります。ランニング、ヨガ、エアロビクス……。多くのメディアでは日ごとに新たなエクササイズが紹介され、それぞれが「最高の運動法」だと宣伝されています。しかし科学的にみれば、毎日を健康に暮らすためにやるべき運動はひとつしかありません。**ただ歩けばいい**のです。

例えば、最近でもっとも信頼度が高いデータは、世界保健機関（WHO）が2014年に行った調査でしょう（4）。過去の研究から28万人分ものデータを集め、「**ウォーキングぐらいの手軽な運動でどこまで健康になれるか？**」を調査したのです。

結果は「**週に約150分のウォーキングで、運動不足の人にくらべて早く死ぬ確率が11%減る**」というものでした。つまり、1日に20〜30分ほど歩くだけでも、相当に寿命は延びるわけです。当然ながら、他の運動も長生きに役立ちますが、手軽さと安全性を考えれば、ウォーキングを上回るようなエクササイズはないでしょう。

もうひとつ、ウォーキングは毎日を快適に暮らすためにも大きく役立ってくれます。というのも、ここ数年の研究で、「**毎日歩くほど体の痛みが消える**」ことがわかってきたからです。

具体的には、26件のデータをまとめたイギリスの調査によれば、**毎日10分以上のウォーキングをする人は、慢性の腰痛、関節の痛み、線維筋痛症（全身が痛む難病）などが大きく減っていました**（5）。毎日ちょっとずつ歩くだけで中高年を悩ませる「体の痛み」がやわらぐのですから、これはやらない手はないでしょう。

■1日にどれぐらい歩くのがベストなのか？

かようにウォーキングはすばらしい運動法ですが、いっぽうで「1日にどれだけ歩くのが最適なのか?」という問題については、科学界でもハッキリした基準はありません。

現在、厚労省などは「1日当たり8000~10000歩のウォーキングを毎日続ける」ように指導していますが、一方では「1日8000歩を超えると逆に危険だ」との主張も存在します。ウォーキングの効果は個人の体重や年齢によって影響が異なるため、誰にでも通じるようなガイドラインを示すのは難しいのです。

そこで本書では、いくつかのデータにもとづいて、「**1日の歩数ごとに得られるメリット**」を大まかに紹介していきます。この基準を参考にして1日の歩数を決め、何度か歩いてみたうえで、一番自分の生活にしっくりくる歩数を選んでみてください。

その際に、最適な歩数を判断する方法としては、

・**歩いた日の夜にぐっすりと眠れて、翌朝に快適に目が覚める**

ぐらいのレベルを目指すのがおすすめです。起きてもまだ疲れているようなら歩きすぎですし、逆に睡眠が改善しないようなら、もう少し歩数を増やしたほうがいいかもしれません。

いずれにせよ、何度か歩いてみて自分にとってのベストを探しましょう。

■ 1日の歩数ごとに得られる変化とは？

それでは、毎日の歩数ごとに得られるメリットを見ていきます。

●レベル1・ 1日5000歩「最低ライン」

いくつかの実験で、1日の歩数が5000歩を下まわったあたりから、**足の骨がスカスカになっていく現象**が確認されています(6)。

また別の研究では、1日5000歩以下から**夜ぐっすり眠れなくなる**との報告も出ているため、このラインは最低でも守ったほうがいいでしょう(7)。

●レベル2・ 1日7500歩「体型の維持と睡眠の改善」

国立再生可能エネルギー研究所の実験によれば、1日の歩数が7500歩を超えたあたりから、肥満に悩む人の割合が大きく減り始め、「ぐっすり眠れた」と報告する人が増え始めました(8)。

現時点で1日の歩数が7500歩に届いていない方は、まずはこれぐらいを目指すと、**毎日の暮らしが楽しくなっていく**はずです。

●レベル3・1日10000歩「長生きとメンタルの改善」

一般的に「健康にいい」と言われる歩数ですが、実は科学的な証拠がそこまで多いわけではありません。

ただし、2016年に行われた研究では、**1日1万歩を超えるとさらに肥満と無縁の体になり、さらには怒りや不安などのネガティブな感情も減った**との結果が出ています(9)。

もっとも、現在の年齢や体力によっては歩きすぎになる可能性もあるため、疲労感などに注意しながら歩数を増やしてください。

●レベル4・1日12500〜15000歩「さらなる老化の抑制」

このレベルになると、まだほとんど研究が進んでいない状況です。いちおう、2012年に東京医科大が行った研究では、1日12500歩を歩く人は心疾患のリスクが下がったとの報告が出ていますが、まだまだデータの裏付けが必要でしょう（10）。

普段は運動不足の人が、急にこのレベルまで歩数を上げるのはNG。もし1日1万歩まで歩いても物足りない感覚があったときだけ、15000歩を目指すのがいいでしょう。

くり返しになりますが、以上のデータはあくまで大まかな参考に過ぎません。日ごろまったく動かない人は、とりあえず1日5000歩から始め、余裕があれば2週間ごとに歩数を上げていくのがオススメです。くれぐれも急に過度なウォーキングをしないように、気をつけてください。

本書はサイエンスライターによるサプリメント、健康商品、処方薬、健康法の解説書です。それぞれの記述には個人差があり、健康面での効果、危険性、再現性を保証するものではありません。著者および出版社は一切の責任を負いかねます。薬やサプリを服用する際は、かかりつけの医師や薬剤師にご相談ください。

26.Ribeiro JA(2010)Caffeine and adenosine.
27. Duman CH(2010)Models of depression.
28. da Silva AL(2007)Promnesic effects of Ptychopetalum olacoides in aversive and non-aversive learning paradigms.
29. Natascia Brondino(2009)A Systematic Review and Meta-Analysis of Ginkgo biloba in Neuropsychiatric Disorders: From Ancient Tradition to Modern-Day Medicine
30. Keith R. Law(2012)Is Ginkgo biloba a cognitive enhancer in healthy individuals? A meta-analysis
31. Simon Wand, et al. (2010)Effects of glucosamine, chondroitin, or placebo in patients with osteoarthritis of hip or knee: network meta-analysis
32. Collacott EA(2000)Bipolar permanent magnets for the treatment of chronic low back pain: a pilot study.
33.Max H. Pittler(2007)Static magnets for reducing pain: systematic review and meta-analysis of randomized trials

第６章　結局、私たちは何をすればいいのか？

1. Holt-Lunstad J, et al. (2010)Social relationships and mortality risk: a meta-analytic review.
2. Eiluned Pearce, et al. (2016)Is Group Singing Special? Health, Well-Being and Social Bonds in Community-Based Adult Education Classes
3. D.L. Katz, et al. (2015)Can We Say What Diet Is Best for Health?
4. Kelly P, et al. (2014)Systematic review and meta-analysis of reduction in all-cause mortality from walking and cycling and shape of dose response relationship.
5. O'Connor SR, et al. (2015)Walking exercise for chronic musculoskeletal pain: systematic review and meta-analysis.
6. Boyer KA, et al. (2011)Maintaining femoral bone density in adults: how many steps per day are enough?
7. Mantovani AM, et al. (2016)Different Amounts of Physical Activity Measured by Pedometer and the Associations With Health Outcomes in Adults.
8. Mantovani AM,, et al. (2016)Different Amounts of Physical Activity Measured by Pedometer and the Associations With Health Outcomes in Adults.
9. Yuenyongchaiwat K(2016)Effects of 10,000 steps a day on physical and mental health in overweight participants in a community setting
10. Inoue S, et al. (2006)Step-defined physical activity and cardiovascular risk among middle-aged Japanese: the National Health and Nutrition Survey of Japan

prevention: careful use of dietary fats can improve life and prevent disease.
6. Osim EE, et al. (1996)Arterial pressure and lipid profile in rats following chronic ingestion of palm oil diets.
7. Peter J Huth, et al. (2015)A Systematic Review of High-Oleic Vegetable Oil Substitutions for Other Fats and Oils on Cardiovascular Disease Risk Factors: Implications for Novel High-Oleic Soybean Oils1,2
8. Shin KY, et al. (2009)BT-11 is effective for enhancing cognitive functions in the elderly humans.
9. Lee JY, et al. (2009)Effects of BT-11 on memory in healthy humans.
10. Rochelle C Monteiro, et al. (2010)A Comparative Study of the Efficacy of 4% Hydroquinone vs 0.75% Kojic Acid Cream in the Treatment of Facial Melasma
11. 薬事・食品衛生審議会 (2003) 薬事・食品衛生審議会食品衛生分科会報告について
12. http://www.morinaga.co.jp/public/newsrelease/web/fix/file57313d4e1627c.pdf
13.Morita H, et al. (2012) Effect of royal jelly ingestion for six months on healthy volunteers.
14. Vittek J(1995)Effect of royal jelly on serum lipids in experimental animals and humans with atherosclerosis.
15. Food and Drug Administration(2010)Federal Government Seizes Dozens of Misbranded Drug Products: FDA warned company about making medical claims for bee-derived products
16. http://hfnet.nih.go.jp/contents/detail573.html
17.「名医に Q」2009 年 4 月放送分
18. Saman Khalesi, et al. (2016)Sesame fractions and lipid profiles: a systematic review and meta-analysis of controlled trials
19 Helli B, et al. (2016)Effect of Sesamin Supplementation on Cardiovascular Risk Factors in Women with Rheumatoid Arthritis.
20. J.H.Y.Wu, et al. (2009)Sesame supplementation does not improve cardiovascular disease risk markers in overweight men and women
21. KONG Mi-Hee, et al. (2008)Effect of human placental extract on menopausal symptoms, fatigue, and risk factors for cardiovascular disease in middle-aged Korean women
22. 皮膚科の臨床 .2009;51(9):1137-40
23. 日呼吸誌 2015 4 (6) 464-7
24.Tauchert M(2002)Efficacy and safety of crataegus extract WS 1442 in comparison with placebo in patients with chronic stable New York Heart Association class-III heart failure.
25 .Linda Shrieves, et al. (2010)Why mixing alcohol and caffeine is so deadly

Treatment for Non-Specific Low Back Pain: A Systematic Review and Meta-Analysis
16. Steffens D, et al. (2016)Prevention of Low Back Pain: A Systematic Review and Meta-analysis.
17. Mumme K, et al. (2015)Effects of medium-chain triglycerides on weight loss and body composition: a meta-analysis of randomized controlled trials.
18. Marie-Pierre St-Onge, et al. (2008)Medium Chain Triglyceride Oil Consumption as Part of a Weight Loss Diet Does Not Lead to an Adverse Metabolic Profile When Compared to Olive Oil
19.「アルツハイマー病が劇的に改善した！米国医師が見 つけたココナツオイル驚異の効能」SB クリエイティブ 刊
20. Glenn A. Gaesser, et al. (2012)Gluten-Free Diet: Imprudent Dietary Advice for the General Population?
21. Jenkins, D.J.A., Kendall, C.W.C., Vuksan, V. et al. (1999)Effect of wheat bran on serum lipids: Influence of particle size and wheat protein.
22. Jenkins, D.J.A., Kendall, C.W.C., Vidgen, E. et al. (2001)High-protein diets in hyperlipidemia: Effect of wheat gluten on serum lipids, uric acid, and renal function.
23. Skodje GI(2017)Fructan, Rather Than Gluten, Induces Symptoms in Patients With Self-reported Non-celiac Gluten Sensitivity.
24. Monash University(2017)Monash University FODMAP diet
25. Skyler B. Johnson(2017)Use of Alternative Medicine for Cancer and Its Impact on Survival

第５章　金を出すと損をする 13 の健康商品

1. Kaumudi J.Joshipura(2017)Over-the-counter mouthwash use and risk of pre-diabetes/diabetes
Author links open overlay panel
2. Nikhil Das C, et al. (2015)The Effect of Green Tea Mouthrinse in a 4 Day Plaque Regrowth Model in Vivo and Antibacterial Efficacy in Vitro: A Randomized Controlled Trial The Effect of Green Tea Mouthrinse in a 4 Day Plaque Regrowth Model in Vivo and Antibacterial Efficacy in Vitro: A Randomized Controlled Trial
3. Kushiyama M, et al. (2009)Relationship between intake of green tea and periodontal disease.
4. Masohan A, et al. (2000)Estimation of trace amounts of benzene in solvent-extracted vegetable oils and oil seed cakes.
5. Lands WE(2005)Dietary fat and health: the evidence and the politics of

dementia: a prospective cohort study.
4. Delphine Renard, et al. (2015)Spectrum of digoxin-induced ocular toxicity: a case report and literature review

第４章　決して信じてはいけない６つの健康法

1. Johnston BC, et al. (2014)Comparison of weight loss among named diet programs in overweight and obese adults: a meta-analysis.
2. Noakes M, et al. (2006)Comparison of isocaloric very low carbohydrate/high saturated fat and high carbohydrate/low saturated fat diets on body composition and cardiovascular risk.
3. Dr Deirdre K Tobias, et al. (2015) Effect of low-fat diet interventions versus other diet interventions on long-term weight change in adults: a systematic review and meta-analysis
4. David S Weigle, et al. (2005)A high-protein diet induces sustained reductions in appetite, ad libitum caloric intake, and body weight despite compensatory changes in diurnal plasma leptin and ghrelin concentrations1,2,3
5. Celeste E. Naude, et al. (2014)Low Carbohydrate versus Isoenergetic Balanced Diets for Reducing Weight and Cardiovascular Risk: A Systematic Review and Meta-Analysis
6.Noto H, et al. (2013)Low-carbohydrate diets and all-cause mortality: a systematic review and meta-analysis of observational studies.
7. Bertoia ML(2015)Changes in Intake of Fruits and Vegetables and Weight Change in United States Men and Women Followed for Up to 24 Years: Analysis from Three Prospective Cohort Studies.
8. Dinu M(2016)Vegetarian, vegan diets and multiple health outcomes: A systematic review with meta-analysis of observational studies.
9. Key TJ(1996)Dietary habits and mortality in 11,000 vegetarians and health conscious people: results of a 17 year follow up.
10. M. Thorogood, et al. (1994)Risk of death from cancer and ischaemic heart disease in meat and non-meat eaters.
11. Dagnelie PC, et al. (1990)High prevalence of rickets in infants on macrobiotic diets.
12. Van Dusseldorp M(1996)Catch-up growth in children fed a macrobiotic diet in early childhood.
13. BACK PAIN EUROPE(http://www.backpaineurope.org/)
14. Cathryn Jakobson(2017)Crooked: Outwitting the Back Pain Industry and Getting on the Road to Recovery
15. Helen Richmond, et al. (2015)The Effectiveness of Cognitive Behavioural

Meta-Analysis
13. J. J. B. Anderson, et al. (2012) Calcium Intakes and Femoral and Lumbar Bone Density of Elderly U.S. Men and Women: National Health and Nutrition Examination Survey 2005–2006 Analysis
14. Kuanrong Li, et al. (2010)Associations of dietary calcium intake and calcium supplementation with myocardial infarction and stroke risk and overall cardiovascular mortality in the Heidelberg cohort of the European Prospective Investigation into Cancer and Nutrition study (EPIC-Heidelberg)
15. Mark J Bolland, et al. (2010)Effect of calcium supplements on risk of myocardial infarction and cardiovascular events: meta-analysis
16. Satia JA, et al. (2009)Long-term use of beta-carotene, retinol, lycopene, and lutein supplements and lung cancer risk: results from the VITamins And Lifestyle (VITAL) study.
17. Bjelakovic G, et al. (2012)Antioxidant supplements for prevention of mortality in healthy participants and patients with various diseases.
18. Evangelos C. Rizos, et al. (2012)Association Between Omega-3 Fatty Acid Supplementation and Risk of Major Cardiovascular Disease Events
A Systematic Review and Meta-analysis
19. R. PrestonMason, et al. (2017)Omega-3 fatty acid fish oil dietary supplements contain saturated fats and oxidized lipids that may interfere with their intended biological benefits
20. Klein EA, et al. (2011)Vitamin E and the risk of prostate cancer: the Selenium and Vitamin E Cancer Prevention Trial (SELECT).
21. Miller ER 3rd, et al. (2005)Meta-analysis: high-dosage vitamin E supplementation may increase all-cause mortality.
22. Alice H. Lichtenstein(2006)Diet and Lifestyle Recommendations Revision 2006 A Scientific Statement From the American Heart Association Nutrition Committee
23. Theodore M. Brasky, Emily White, Chi-Ling Chen. (2017)Long-Term, Supplemental, One-Carbon Metabolism–Related Vitamin B Use in Relation to Lung Cancer Risk in the Vitamins and Lifestyle (VITAL) Cohort.

第３章　あなたの寿命を縮める９つの薬

1. the American Geriatrics Society (2015)Beers Criteria Update Expert Panel. (2005)American Geriatrics Society 2015 Updated Beers Criteria for Potentially Inappropriate Medication Use in Older Adults.
2. Harvard Heart Letter(2014)Pain relief that's safe for your heart
3. Gray SL, et al. (2015)Cumulative use of strong anticholinergics and incident

参照

第１章　薬とサプリの残酷すぎる３つの真実

1. Cho S, et al. (2011)Geriatric drug evaluation: where are we now and where should we be in the future?
2. ConsumerLab(2011) Multivitami and Multimineral Supplements Review
3. the NTT (2017)Beta Blockers for Acute Heart Attack (Myocardial Infarction)
4. the NTT (2017)Statin Drugs Given for 5 Years for Heart Disease Prevention (Without Known Heart Disease)
5. https://www.suntory.co.jp/softdrink/boss/tokuho/
6. 薬理と治療 vol.36 no.6 541-548（2008）
7. St-Onge MP, et al. (2012)A weight-loss diet including coffee-derived mannooligosaccharides enhances adipose tissue loss in overweight men but not women.

第２章　飲むと体を壊す７つのサプリ

1. 生活者起点での健康食品・サプリメント市場 実態 ～インテージ 健康食品・サプリメント市場実態把握レポートより～
2. Huang HY, et al. (2006)The efficacy and safety of multivitamin and mineral supplement use to prevent cancer and chronic disease in adults: a systematic review for a National Institutes of Health state-of-the-science conference.
3. Mursu J, et al. (2011)Dietary supplements and mortality rate in older women: the Iowa Women's Health Study.
4. Stevens VL, et al. (2005)Use of multivitamins and prostate cancer mortality in a large cohort of US men.
5. Stratton J, et al. (2011)The effect of supplemental vitamins and minerals on the development of prostate cancer: a systematic review and meta-analysis.
6. Evans JR, et al. (2017)Antioxidant vitamin and mineral supplements for preventing age-related macular degeneration.
7. Robert M Douglas , et al. (2005)Vitamin C for Preventing and Treating the Common Cold
8. Block, et al. (2009)Vitamin C treatment reduces elevated C-reactive protein.
9. Knab AM, et al. (2011)Influence of quercetin supplementation on disease risk factors in community-dwelling adults.
10. Rautiainen S, Lindblad BE, Morgenstern R, Wolk A. (2010)Vitamin C supplements and the risk of age-related cataract: a population-based prospective cohort study in women.
11.William L. Porter (1993)Paradoxical Behavior of Antioxidants in Food and Biological Systems
12. Haifeng Li,, et al.(2012) Dietary Factors Associated with Dental Erosion: A

服用危険 飲むと寿命が縮む薬・サプリ

2018年2月6日　第1刷発行

発行所　株式会社　鉄人社
〒102-0074
東京都千代田区九段南3-4-5　フタバ九段ビル4F
TEL 03-5214-5971　FAX 03-5214-5972
http://tetsujinsya.co.jp/

著者　鈴木 祐

発行者　稲村 貴

編集担当　沢辺工大

表紙デザイン　細工場

印刷・製本　株式会社シナノ

ISBN978-4-86537-112-3 C0077